KOSTENMANAGEMENT KOMPAKT FÜR ÄRZTE

Mit freundlicher Empfehlung

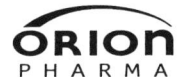

Werner M. Lamers
Walter Isringhaus

KOSTENMANAGEMENT KOMPAKT FÜR ÄRZTE

Ein Ratgeber
für die Arztpraxis

Werner M. Lamers, Walter Isringhaus
KOSTENMANAGEMENT KOMPAKT FÜR ÄRZTE
Ein Ratgeber für die Arztpraxis
ISBN 3-930527-34-0

1. Auflage 1998

Geschützte Warennamen (Warenzeichen) werden nicht immer kenntlich gemacht. Aus dem Fehlen eines solchen kann nicht geschlossen werden, daß es sich um einen freien Namen handelt.

Alle Rechte, insbesondere das Recht der Vervielfältigung und der Verbreitung sowie der Übersetzung vorbehalten. Kein Teil des Werkes darf in irgendeiner Form (durch Fotokopie, Mikrofilm oder ein anderes Verfahren) ohne schriftliche Genehmigung des Verlages reproduziert werden. Gleiches gilt für die Einspeicherung und Verarbeitung in elektronischen Medien.

© Copyright 1998 bei MD-Verlags-GmbH, Schleißheimer Straße 141, D-80797 München
Printed in Germany
ISBN 3-930527-34-0

Inhaltsverzeichnis

Vorwort **11**

1. Einleitung in die Thematik **13**

1.1 Ursachen der Misere 14
1.1.1 Die demographische Entwicklung 14
1.1.2 Der medizinische Fortschritt 15
1.1.3 Die wirtschaftliche Entwicklung 15

1.2. Reaktionen der Politik 17

1.3 Auswirkungen für die Ärzte 18
1.3.1 Stärkere Konkurrenz 18
1.3.2 Sinkende Umsätze 20
1.3.3 Geringeres Einkommen 20

1.4 Maßnahmenkatalog für den Arzt 23
1.4.1 Umsatzsteigerung 23
1.4.2 Neue Einkommensquellen 24
1.4.3 Kosten sparen 24
1.4.4 Verstehen und Bemerken 25

2. Kostenanalyse – Controlling **31**

2.1 Frühwarnsystem 31

2.2 Kontenrahmen 35

2.3 Betriebswirtschaftliche Auswertung (BWA) 37

2.4 Summen- und Saldenliste (SuSa) 42

2.5 Betriebswirtschaftliche Planung 49

2.6 Praxisvergleich 54

2.7 Erfolgreiches Praxiscontrolling 56

2.8 Privatentnahmen 61

3.	Sparbeispiele für die Arztpraxis	65
3.1	Ausstattung	70
3.1.1	Neueinrichtung und Gestaltung der Praxis	70
3.1.2	Sinnvoller Einsatz von Farbe	71
3.1.3	Die richtige Beleuchtung	73
3.1.4	Beduftung der Praxisräume	76
3.1.5	Beschallung statt Umbau	78
3.1.6	Weitere Anregungen	78
3.2	Berater	81
3.2.1	Echte Berater - falsche Berater	82
3.2.2	Kostenpunkt Steuerberater	83
3.3	Beschaffung und Einkauf	87
3.3.1	Ritual zur Beschaffung	87
3.3.2	Karteikartensystem	88
3.3.3	Gebrauchtgeräte	94
3.3.4	Versandhandel	94
3.3.5	Investitionsrentabilität	94
3.3.6	Preisagenturen	96
3.3.7	Sparen von Kleinstbeträgen	96
3.4	Dienstleistungen	100
3.4.1	Privatärztliche Verrechnungsstellen (PVS)	100
3.4.2	Sekretariatsdienste	104
3.4.3	Sachverständige für die Beratung von Arztpraxen	106
3.5	EDV	109
3.5.1	Was soll Ihre EDV leisten?	109
3.5.2	Verhandlungstaktik beim Computerkauf	110
3.5.3	Vergleich von Angeboten	110
3.5.4	EDV-Beratung	111
3.5.5	Systemerweiterung	112
3.5.6	Folgekosten	113
3.5.7	Kosten beim Systemwechsel	114
3.5.8	Sparen beim Zubehör	116
3.5.9	Die richtige Reinigung	117
3.5.10	Vorbeugung von EDV-Schäden	119
3.6	Finanzierung	123
3.6.1	Darlehen	123
3.6.2	Leasing	125

3.7	Kommunikation	132
3.7.1	Alternativen zur Sprechanlage	132
3.7.2	Telefonanlagen	135
3.7.3	Neue Telefondienstleister	135
3.7.4	Telefon-Verhalten	139
3.7.5	Fax statt Telfon	141
3.7.6	E-Mail	142
3.7.7	Direktpost	143
3.7.8	Portokasse	143
3.8	Miete	145
3.8.1	Praxisstandort	145
3.8.2	Mietpreisverhandlungen	145
3.8.3	Weitere Einsparungsmöglichkeiten	147
3.9	Personal	149
3.9.1	Die richtige Wahl	149
3.9.2	Sparen durch Ausbildung	153
3.9.3	Stellenanzeigen sind Werbung	153
3.9.4	Zuschüsse vom Arbeitsamt	154
3.9.5	Auswahlkriterien	155
3.9.6	Die Bedeutung des Führungsstils	156
3.9.7	Jour fixe	164
3.9.8	Das Mitarbeitergespräch	165
3.9.9	Angestellte Verwandte	167
3.9.10	Sonderregelung: Schwangerschaft	169
3.9.11	Personaleinsatzplan	170
3.9.12	Sparen bei Gehältern?	172
3.9.13	Entlassung von Mitarbeitern	175
3.10	Praxisnetze und Kooperationen	176
3.10.1	Die Partner eines Praxisnetzes	176
3.10.2	Kostenvorteile für den Arzt	177
3.11	Steuern	182
3.11.1	Vorsicht bei Steuersparmodellen	182
3.11.2	Steuern sparen – aber richtig	184
3.12	Terminplanung	188
3.12.1	Probleme bei der Terminplanung	188
3.12.2	So planen Sie richtig	190
3.12.3	Der ideale Terminplaner	192

3.13 Versicherungen 195
3.13.1 Neutrale Berater 196
3.13.2 Vorbeugende Maßnahmen 198
3.13.3 Einige Versicherungstypen 199

3.14 Wartungskosten 204
3.14.1 Wartungsprotokoll 204
3.14.2 Wartungsverträge prüfen 205
3.14.3 Wartungsintervalle 206

4. Was tun bei Zahlungsschwierigkeiten? 207

4.1 Prioritäten setzen 207
4.2 Sprechen Sie mit den Gläubigern 213
4.3 Was passiert bei einem Konkurs 214

Anhang I 217
Tabellen zur Kostenstrukturanalyse

Anhang II 233
Verzeichnis der Checklisten

Stichwortverzeichnis 237

Symbole

 Konkrete Tips   Hinweis beachten!

Zeitliche Umsetzbarkeit von Sparbeispielen

 Sofort   Langfristig

 Mittelfristig

Wer zu spät an die Kosten denkt, ruiniert sein Unternehmen.
Wer zu früh an die Kosten denkt, tötet die Kreativität.

Philipp Rosenthal

Vorwort

Liebe Leserinnen und Leser,

der Grund, weshalb Sie dieses Buch zur Hand nehmen, dürfte fast immer der gleiche sein: Die Kassenumsätze und damit die Einkommen der Ärzte sind in den letzten Jahren fast kontinuierlich gesunken. Dadurch werden bei Ihnen natürlich Ängste hervorgerufen. Vielleicht haben Sie - wie viele Ihrer Kollegen - sogar die Befürchtung, daß die traditionelle Vertragsarztpraxis auf Dauer nicht überlebensfähig ist. Im ersten Kapitel werden Sie erfahren, warum diese Gefahr tatsächlich besteht.

Dem zweiten Teil des Buches können Sie entnehmen, warum Sie als Arzt in doppelter Hinsicht durch negative Entwicklungen gefährdet sind.

Im Erkennen der Gefahren liegen aber bereits Lösungsansätze, deswegen können Sie schon aus diesem Kapitel wichtige Hinweise und letztendlich Hoffnung ziehen. Schließlich haben Sie eine ganze Reihe von Möglichkeiten, auf die negative Entwicklung zu reagieren. Zum Beispiel, indem Sie sich zunächst einen besseren Überblick verschaffen, Sie für eine optimale Abrechnung der geleisteten Arbeit sorgen, eventuell sogar zusätzlich neue Einkommensquellen erschließen und vor allem: sinnvolle Sparmaßnahmen ergreifen. Und um die geht es dann im Hauptteil des Buches, dem Kapitel 3. Hier finden Sie eine Vielzahl von konkreten Spartips aus vielen Bereichen der Praxis.

Innerhalb der einzelnen Kapitel finden Sie eine Reihe von Checklisten, mit denen es auch einem Laien gelingt, seine persönliche (finanzielle) Situation zu analysieren und zu überwachen.

Ziel des Buches ist es schließlich, Sie nicht nur aufzuklären und zu sensibilisieren, sondern vor allem: Ihnen Hilfen zu bieten und Sie in die Lage zu versetzen, ein besseres Verständnis zu entwickeln als bisher. Sie sollen fähig sein, sich die richtigen Fragen in Bezug auf die Kostensituation Ihrer Praxis zu stellen, sinnvolle Antworten zu finden und effektiv zu reagieren.

Sollte Ihnen dies mit Hilfe dieses Buches gelingen, bringt Ihnen die Lektüre der nachfolgenden Seiten mehr ein, als Sie in der gleichen Zeit jemals durch Ihre ärztliche Arbeit verdienen können.

Viel Spaß und viel Erfolg.

Werner M. Lamers   Walter Isringhaus

1. Einleitung in die Thematik

In den letzten Jahren sanken die Praxisumsätze und damit die Einkommen vieler Ärzte auf beängstigende Weise. Trotz, oder schlimmer noch, wegen der zunehmenden Arbeitsbelastung, die auf den niedergelassenen Arzt zukam, sanken die Punktwerte. Das Bemühen der Standesvertreter, den Mangel einigermaßen gerecht zu verteilen, wurde immer wieder durch Partikularinteressen diverser Fachgruppenvertreter und profilierungssüchtiger Politiker torpediert.

Nicht zuletzt deshalb scheint der negative Trend vorerst ungebrochen, wie Sie der folgenden Grafik entnehmen können.

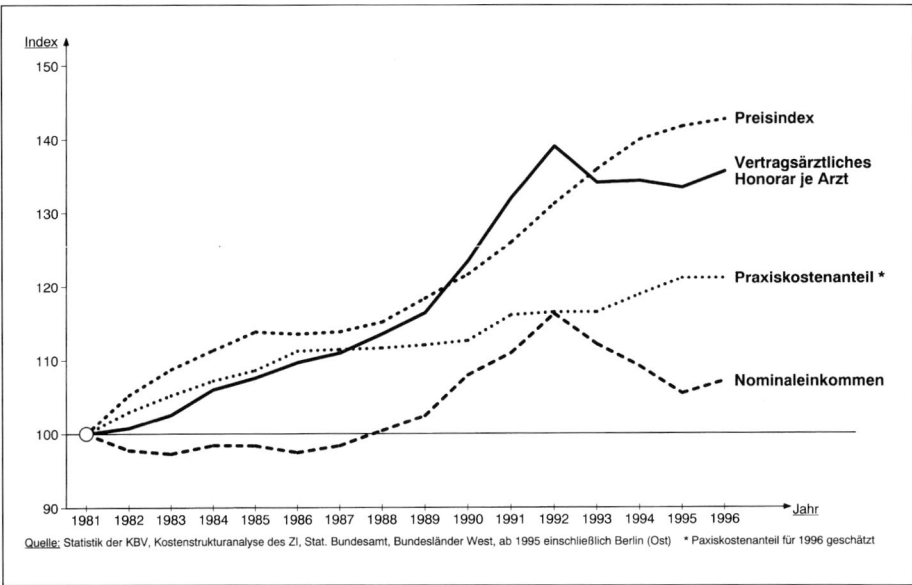

Grafik entnommen aus: Grunddaten zur Vertragsärztlichen Versorgung in der Bundesrepublik Deutschland 1997, D 3, Kassenärztliche Bundesvereinigung 1997

Bei dieser Grafik handelt es sich um Durchschnittswerte, die je nach KV-Bereich deutlich unter- oder überschritten werden.

1.1 Ursachen der Misere

Doch wie konnte es zu dem Mangel überhaupt kommen? Jahrelang war doch scheinbar unendlich viel Geld vorhanden – jeder Fortschritt, jede Leistungsausweitung war problemlos zu finanzieren. Warum ist das jetzt plötzlich nicht mehr möglich?

Drei Gründe dürften die Hauptursachen dafür bilden:

- die demographische Entwicklung
- der medizinische Fortschritt
- die wirtschaftliche Entwicklung

1.1.1 Die demographische Entwicklung

Unser Sozialsystem wurde zu einer Zeit entwickelt, als die Alterspyramide noch einer echten Pyramide entsprach: Viele junge, erwerbstätige Menschen standen wenigen Alten gegenüber. Noch 1910 entsprach die Zusammensetzung der Altersstufen grafisch umgesetzt einem Tannenbaum.

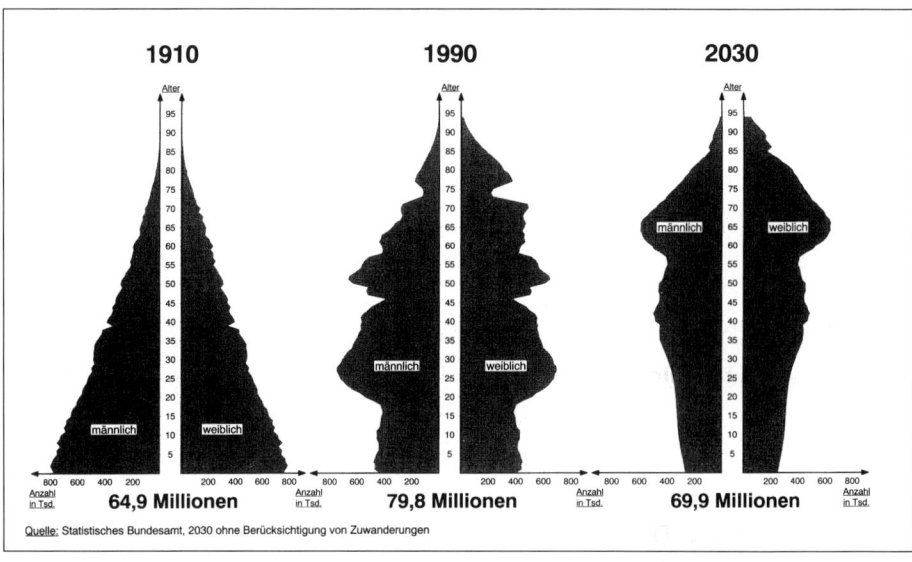

Grafik entnommen aus: Grunddaten zur Vertragsärztlichen Versorgung in der Bundesrepublik Deutschland 1997, J 1, Kassenärztliche Bundesvereinigung 1997

Die gesellschaftliche Entwicklung steuerte in den nachfolgenden Jahrzehnten allerdings in eine andere Richtung. Die Kriege in Europa und der Trend zu weniger Kindern sorgten dafür, daß die Pyramide sich im unteren Teil verengte. Die Gruppe der Zahlenden wurde also immer kleiner.

Wenn man sich die Prognosen für das Jahr 2030 ansieht, wird man verstehen, daß sich die Situation von allein leider nicht bessern, sondern nur noch verschlimmern dürfte.

Hinzu kam noch ein weiteres Problem – eines, das auf den ersten Blick als solches nicht zu erkennen ist: der medizinische Fortschritt.

1.1.2 Der medizinische Fortschritt

Die Medizin wurde gewissermaßen Opfer ihres eigenen Erfolgs. Schließlich ist es, neben den Faktoren Hygiene, Bildung und Ernährung, vor allem dem medizinischen Fortschritt zu verdanken, daß immer mehr Menschen ein hohes Alter erreichen. Ältere Menschen zahlen aber, wenn überhaupt, kaum noch in das soziale Sicherungssystem ein. Hinzu kommt, daß ältere Menschen häufiger krank sind, sie „verursachen" also höhere Kosten. Darüber hinaus ist heute vieles mehr machbar – dank einer ausgereiften Diagnostik, künstlicher Gelenke, Organtransplantationen und nicht zuletzt einer breiten Palette lebensverlängernder Medikamente. Vieles, von dem man zur Zeit der Gründung unseres Sozialsystems noch nicht einmal zu träumen wagte, ist heute eine Selbstverständlichkeit geworden. Das alles ist nun aber nicht zum Kassentarif zu bekommen, die Summe der Leistungen kostet mehr Geld, als inzwischen eingenommen wird.

1.1.3 Die wirtschaftliche Entwicklung

In einer gesunden, ständig wachsenden Wirtschaft, wie wir sie über Jahrzehnte hatten, waren ausreichende Mittel vorhanden, weil die Krankenkassen ein entsprechend hohes Beitragsaufkommen zu verzeichnen hatten. Doch nun kränkelt auch unsere Wirtschaft. Rund sieben Millionen Menschen in unserem Land sind arbeitslos bzw. leben von der Sozialhilfe.

Sie alle zahlen nicht mehr ins Sozialsystem ein, verursachen aber dennoch Kosten. Oft bringt der soziale Abstieg, der mit der Arbeitslosigkeit verbunden ist, noch zusätzlich Krankheit und damit wiederum höhere Kosten mit sich.

Wie sehr sich die wirtschaftliche Entwicklung auf die der gesetzlichen Krankenversicherung zur Verfügung stehenden Mittel auswirkt, zeigen folgende Zahlen: 1982 betrug die Lohnquote am Bruttoinlandsprodukt 76,9 %, 1997 waren es nur noch 69 %.

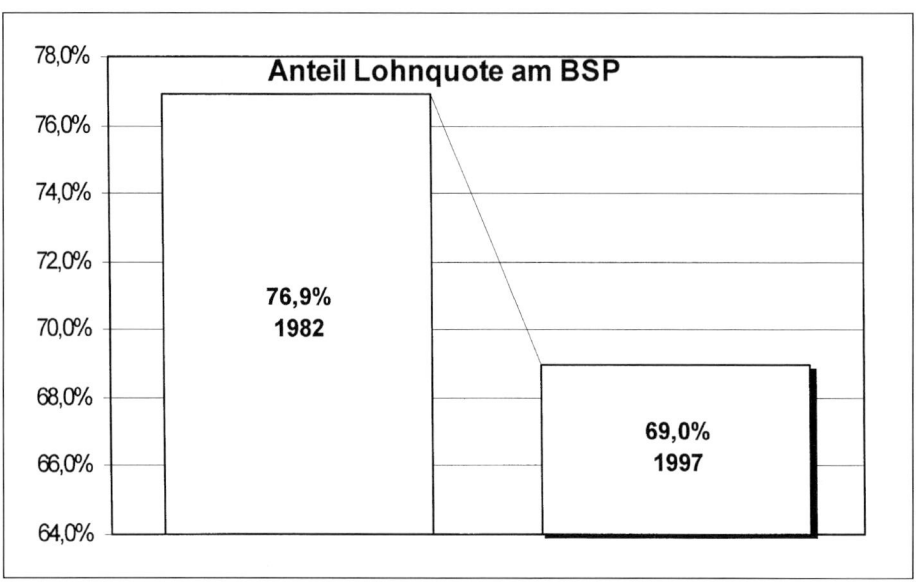

1.2 Reaktionen der Politik

Die Lohnquote ist ein wesentlicher Teil der Finanzierungsbasis unseres GKV-Systems. Jeweils die Hälfte der Sozialabgaben zahlen Arbeitgeber und Arbeitnehmer. So war es zumindest ursprünglich geregelt. Inzwischen sind größere Teile auf die Arbeitnehmer abgewälzt worden. Rezeptgebühren, Zuzahlungen, Krankenhausnotopfer, Zusatzversicherungen usw. werden nicht mehr hälftig von beiden Sozialpartnern getragen, sondern allein vom Arbeitnehmer.

Diese Umverteilungsmaßnahmen allein, also höhere Beiträge von den Versicherten, konnten die weitere negative Entwicklung aber nicht aufhalten. Experten prognostizierten schon Beitragssteigerungen von 6 bis 7 % jährlich. Einige Parteien sahen die Lösung darin, daß die Arbeitgeber nur noch festgelegte Zuschüsse zahlen, und der Rest des Risikos grundsätzlich beim Arbeitnehmer liegen sollte. Trotz gewisser Vorteile, die dieses Modell zweifelsohne aufweist, sozial ist es gewiß nicht – populär schon gar nicht. Allenfalls die soeben erwähnten Zuzahlungen erschienen somit den Politikern als durchsetzungsfähig.

Die politische Wunschvorstellung der Festbeiträge für Arbeitgeber ließ sich auf die Schnelle nicht durchsetzen. Es mußte also noch etwas anderes geschehen. Anfangs noch zaghaft bei den Blümschen Reformen und danach, bei den Seehoferschen Aktionen mit der Dampfwalze, wurde es deutlich: Die Ärzte waren schließlich in den Augen der Politiker und eines Großteils der Bevölkerung die Großverdiener. Die meisten gut situiert, ohne nennenswerte unternehmerische Risiken, untereinander heillos zerstritten – das forderte doch zu Beschränkungen geradezu heraus. Hier ließ sich nach Herzenslust kürzen, ohne politische Risiken einzugehen. Bei den Krankenkassen lief man dabei natürlich offene Türen ein, denn dort haben derartige „Hau-den-Arzt-Aktionen" von eigenen strategischen und verwaltungstechnischen Mängeln und einer inzwischen teilweise schon fast peinlichen Angebotshysterie abgelenkt. Plötzlich standen also die Ärzte als Kostentreiber der Nation im Brennpunkt.

1.3 Auswirkungen für die Ärzte

Die eingeleiteten Maßnahmen hatten massive Auswirkungen. Deckelungen ließen Umsatzausweitungen nicht mehr zu. Das Morbiditätsrisiko lag nun bei den Ärzten, Budgets sorgten für Zurückhaltung bei Verschreibungen jeglicher Art. Mit freier Marktwirtschaft hatten diese Einschnitte nun nichts mehr gemein, mit sozialer Marktwirtschaft schon gar nicht. Diese Eingriffe bewirkten einschneidende Veränderungen, deren Folgen bis heute spürbar sind.

1.3.1 Stärkere Konkurrenz

Doch damit nicht genug. Weiterhin wurde eine Niederlassungssperre verhängt – mit dem Erfolg, daß es eine nie dagewesene Niederlassungswelle (Seehofer-Flut) gab, durch welche die ohnehin schwierige Situation weiter angeheizt wurde. Allein von 1992 bis 1993 stieg die Zahl der niedergelassenen Ärzte um 11 %.

Das zuvor schon verknappte Honoraraufkommen mußte nun auf eine noch größere Zahl von Vertragsärzten verteilt werden. Damit waren die Umverteilungsmaßnahmen also vorwiegend zu Lasten der Ärzte erfolgt.

„Abrechnungsakrobaten" propagierten nun erst recht das Ausreizen aller Abrechnungsmöglichkeiten. Damit war das Wappentier der Ärzte geboren: der Hamster.

Somit drehte sich das Hamsterrad zwangsläufig schnell und schneller. Folge: Die Punktwerte fielen immer weiter. Mehr Arbeit wurde mit weniger Geld entlohnt.

Tabelle 1: Teilnehmende Ärzte an der Vertragsärztlichen Versorgung nach Arztgruppen zum 31. 12. 1996

Lfd. Nr.	Arztgruppe	Teilnehmende Ärzte Ins- gesamt Anzahl	Teilnehmende Ärzte Veränd. zum Vj. in %	Vertragsärzte ins- gesamt Anzahl	Vertragsärzte Veränd. zum Vj. in %	Angestellte Ärzte ins- gesamt Anzahl	Angestellte Ärzte Veränd. zum Vj. in %	Ermächtigte Ärzte ins- gesamt Anzahl	Ermächtigte Ärzte Veränd. zum Vj. in %
0		1	2	3	4	5	6	7	8
1	Allgemeinärzte	27 606	8,0	27 342	8,0	196	23,3	68	- 6,8
2	Praktische Ärzte / Ärzte	17 092	- 10,6	16 038	- 11,3	697	8,7	357	- 6,5
3	Anästhesisten	2 750	7,0	1 465	13,0	105	66,7	1 180	- 2,4
4	Arbeitsmediziner	6	- 33,3	0	•	3	200,0	3	- 62,5
5	Ärzte f.physikal.u.rehabilitative Med.	37	117,6	31	121,4	2	100,0	4	100,0
6	Ärzte im öffentlichen Gesundheitsd.	3	50,0	0	•	0	•	3	50,0
7	Augenärzte	5 280	2,1	5 121	2,2	64	8,5	95	- 3,1
8	Biochemiker	1	•	1	•	0	•	0	•
9	Chirurgen	5 267	1,7	3 377	2,6	45	28,6	1 845	- 0,3
10	Frauenärzte	10 341	1,5	9 406	1,3	68	17,2	867	2,2
11	HNO-Ärzte	4 031	2,5	3 825	2,1	44	18,9	162	7,3
12	Hautärzte	3 356	2,1	3 218	1,7	34	47,8	104	4,0
13	Humangenetiker	21	31,3	14	75,0	0	•	7	- 12,5
14	Internisten	18 066	2,0	15 397	1,9	101	23,2	2 568	1,3
15	Kinderärzte	6 433	1,2	5 688	1,0	50	11,1	695	2,1
16	Kinder- und Jugendpsychiater	332	6,8	253	9,5	3	0,0	76	- 1,3
17	Klinische Pharmakologen	1	•	0	•	0	•	1	•
18	Laborärzte	748	2,6	566	4,0	26	36,8	156	- 6,0
19	Lungenärzte	368	- 0,5	330	- 1,2	1	- 50,0	37	8,8
20	Mund-Kiefer-Gesichtschirurgen	644	6,8	588	6,7	9	50,0	47	2,2
21	Nervenärzte/Neurologen/Psychiater	5 246	2,6	4 496	2,2	35	29,6	715	4,4
22	Neurochirurgen	190	19,5	106	34,2	3	- 25,0	81	6,6
23	Nuklearmediziner	297	10,0	217	10,2	12	33,3	68	6,3
24	Orthopäden	4 968	2,4	4 655	2,4	36	16,1	277	2,2
25	Pathologen	611	5,5	396	7,6	24	41,2	191	- 1,5
26	Pharmakologen	2	- 60,0	1	- 50,0	0	•	1	- 66,7
27	Physiotherapeuten	40	2,6	30	- 3,2	1	•	9	12,5
28	Psychotherapeutisch tät. Ärzte	2 502	8,5	2 052	10,1	14	16,7	436	1,4
29	Diagn. Radiologen / Radiologen	2 965	2,5	2 088	2,7	43	38,7	834	0,7
30	Sportmediziner	1	0,0	0	•	0	•	1	0,0
31	Transfusionsmediziner	17	30,8	1	0,0	1	0,0	15	36,4
32	Urologen	2 654	2,8	2 416	2,9	16	45,5	222	- 0,9
33	Summe Arztgruppen	121 876	1,6	109 118	1,5	1 633	18,6	11 125	0,5

Quelle: Bundesarztregister der KBV

Tabelle entnommen aus: Grunddaten zur Vertragsärztlichen Versorgung in der Bundesrepublik Deutschland 1997, A 15, Kassenärztliche Bundesvereinigung 1997

1.3.2 Sinkende Umsätze

Auch Kassenärztliche Vereinigungen rotierten und versuchten zu retten, was zu retten war. Mit mehrfach geänderten Honorarverteilungsmaßstäben (HVM), bunten Listen, grünen, roten oder gelben Budgets und vielen anderen Maßnahmen konnte der freie Fall der Punktwerte bzw. der Honorare nicht gebremst werden.

Doch all diese Versuche ändern nichts an der eigentlichen Problematik: Die vorhandene bzw. zu verteilende Geldmenge schrumpft immer weiter.

Tatsache ist, daß der Honoraranteil der Ärzte an den GKV-Gesamtausgaben kontinuierlich sinkt: von 22,9 % im Jahr 1970 auf 16,9 % in 1995. Im Krankenhausbereich ist demgegenüber ein gegenläufiger Trend zu verzeichnen (von 25,2 % in 1970 auf 34 % in 1995).

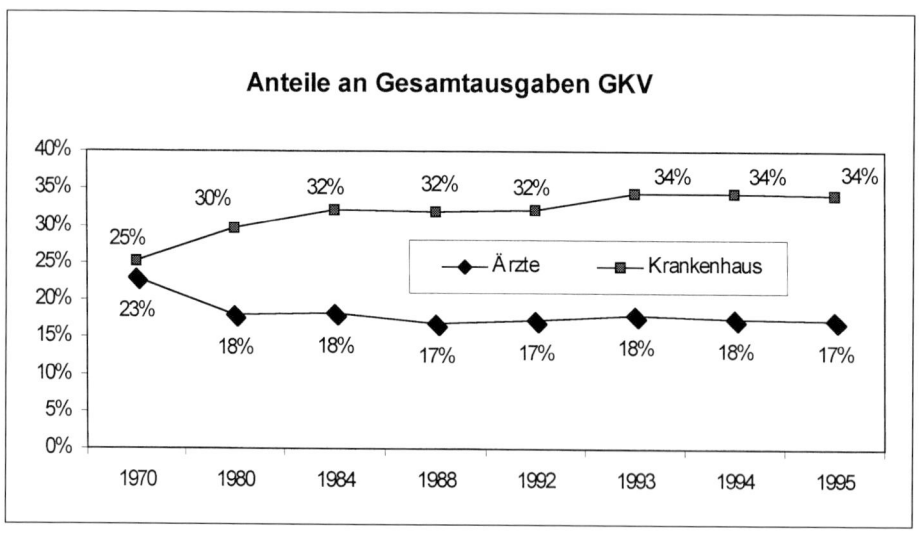

1.3.3 Geringeres Einkommen

Der Honorarumsatz der Ärzte aus der GKV geht also ständig zurück und somit sinkt oftmals auch das Einkommen.

Wie sehr sich ein Rückgang des Punktwerts auf das Unternehmen Arztpraxis auswirkt, zeigt die nachstehende Grafik.

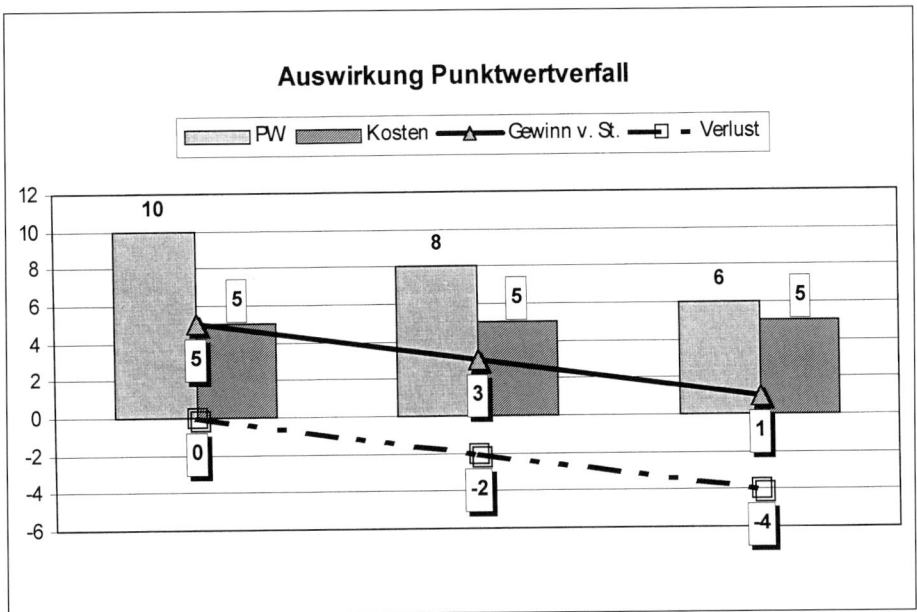

Bei vielen Ärzten lag zum Zeitpunkt der Praxisgründung der Punktwert bei 10 Pfennigen. Dies bedeutet: Bei 50 % Kosten wurden je Punkt 5 Pfennig Gewinn vor Steuern erzielt. Bei einem Punktwert von 6 Pfennigen und gleichbleibenden Kosten erzielt der Arzt nur noch 1 Pfennig Gewinn vor Steuern, das entspricht einem um 80 % niedrigeren Gewinn als seinerzeit geplant. Das genügt schon, damit eine Praxisfinanzierungsplanung zum Scheitern verurteilt ist. Von privaten Finanzplanungen ganz zu schweigen.

Fazit: 40 % Umsatzeinbuße durch Punktwertverfall verursachen 80 % Gewinnminderung.

Es geht also bergab, freie Marktwirtschaft findet für den Arzt nur noch in Sachen Risiko statt. Verstärkt denken Ärzte daran, aus wirtschaftlichen Gründen ihre freiberufliche Existenz aufzugeben. Dies wäre noch vor wenigen Jahren undenkbar gewesen. Wenn pessimistische Expertenprognosen zutreffen, werden rund 20.000 Praxen in ihrer Existenz bedroht sein. Damit stünden ca. 100.000 Arbeitsplätze auf dem Spiel, wobei diejenigen in der Zulieferindustrie noch gar nicht mitgerechnet sind.

Böse Zungen behaupten, daß eine derartige „Marktbereinigung" gewollt ist. Es geht sogar so weit, daß einige Krankenkassen laut über eine Stillegungsprämie nachdenken. Makaber ist jedoch der Gedanke, daß diese „Prämie" von den verbleibenden Ärzten gezahlt werden soll.

Doch nun genug der Ursachen, Hintergründe und sonstigen Hiobsbotschaften. Sie sollen nicht zu den „bereinigten" oder „stillgelegten" Ärzten gehören.

Sich klar zu werden, daß sich viele Faktoren nicht ändern werden oder nicht ändern lassen, heißt noch lange nicht, daß Resignation und Untätigkeit die einzigen Alternativen wären. Auch wenn Sie an der „Markt-Situation" vermeintlich nichts ändern können, Sie können sich darauf einstellen und reagieren. Da Sie bereits bis zu dieser Stelle des Buches vorgedrungen sind, ist Ihre Chance recht groß, Ihr Praxisschicksal nicht anderen zu überlassen, sondern es selbst in die Hand zu nehmen.

1.4 Maßnahmenkatalog für den Arzt

1.4.1 Umsatzsteigerung

Eine erste marktwirtschaftliche Reaktion wäre, den Umsatz zu steigern. Dies ist zwar eine alte Binsenweisheit, aber wir wollen versuchen, alle Möglichkeiten auszuschöpfen.

Sie können z.B. neue Leistungen aufnehmen, die Sie bisher nicht erbracht haben. Wobei Sie sich zuerst fragen sollten, ob eine Leistungserweiterung überhaupt Sinn hat. Und weiterhin, ob diese unter Budgetdeckeln oder Regelleistungsvolumina überhaupt möglich ist.

Sie können wahlweise noch schneller im Hamsterrad laufen und den Umfang Ihrer bislang schon üblichen Leistungsziffern steigern. Dabei sollten Sie jedoch prüfen, ob Ihre bisherigen Leistungen nicht schon medizinisch ausreichen oder über Ihrem Fachgruppenschnitt liegen. Wenn das der Fall ist, und Sie noch mehr diagnostizieren und therapieren, kann diese Steigerung Wirtschaftlichkeitsprüfungen nach sich ziehen. Hinweise hierzu können Sie aus den Leistungsziffernzusammenstellungen Ihrer KV entnehmen.

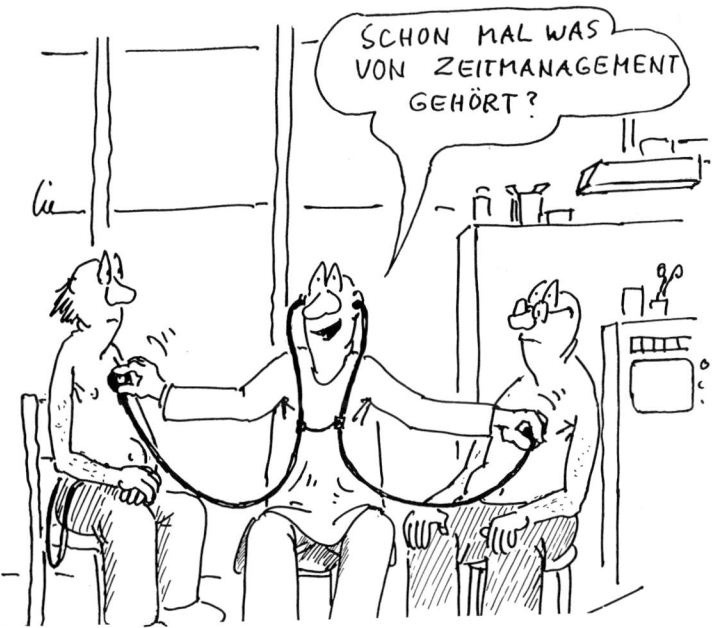

Sie können auch eine größere Zahl von Patienten behandeln, indem Sie schneller und rationeller arbeiten. Doch auch diese Strategie führt nicht zwangsläufig zur Kompensation der Verluste, zumal es laut Ihrem HVM Zuwachsbegrenzungen in der Fallzahl geben kann.

Eine EDV-Anlage impliziert noch keine Verbesserung der Abrechnung. Selbst eine verbesserte Abrechnungsorganisation, die dazu führt, daß alle erbrachten Leistungen auch tatsächlich abgerechnet werden, hat unter den gegebenen Budgetbedingungen nicht mehr den Wert, den sie früher einmal hatte.

1.4.2 Neue Einkommensquellen

Eine weitere Chance, Verluste im GKV-Bereich wettzumachen, ist eine Erweiterung der Tätigkeit auf den Nicht-GKV-Bereich oder den privatärztlichen Bereich. Mehr Patienten zu gewinnen, muß Aufgabe eines verbesserten Marketingkonzepts sein. Der IGEL-Katalog zeigt einen Weg auf, wie auch bei Kassenpatienten zusätzliche Umsatzquellen eröffnet werden können. Schließlich stellt sich die Frage, inwieweit man sich generell in den Markt einmischt und vielleicht gar einen gewerblichen Zweig eröffnet, um mit Kursen, Ernährungsberatung oder etwa dem Verkauf von Nahrungsergänzungsmitteln oder medizinischen Hilfsmitteln die ärztliche Kompetenz zu vermarkten.

Doch beide Aktionen – Zuwächse beim Abrechnen und das Erschließen neuer Einnahmequellen – bedeuten zusätzlich zu den Risiken auch Mehrarbeit. Im Rahmen dieser Überlegungen bleibt also eine alte Kaufmannsweisheit zu bedenken:

Umsatz macht Arbeit – Gewinn macht Spaß!

1.4.3 Kosten sparen

Die dritte und an sich wichtigste Reaktion, die von vielen vernachlässigt wird, heißt: Kosten sparen. Es gibt eine Vielzahl von Möglichkeiten, die jedoch sehr individuell bewertet werden müssen. Mit vielen praxisnahen und umsetzbaren Beispielen werden wir uns im Hauptteil des Buches (Kapitel 3) intensiv auseinandersetzen.

1.4.4 Verstehen und Bemerken

Zuvor möchten wir aber noch einen vierten Ansatz ansprechen: Verstehen und Bemerken. Eigentlich ist das der erste Schritt, wenn es wirtschaftlich enger wird. Sie sollten Ihre Umsatz- und Kostenstruktur besser kennenlernen, sich also zunächst einmal mit dem Einmaleins der Betriebswirtschaft auseinandersetzen. Sie müssen aber nicht gleich zum Buchhalter mutieren – es genügt, die wesentlichen Fakten zu verstehen.

Zumindest wird es Ihnen nicht erspart bleiben, künftig stärker als bisher Einnahmen und Ausgaben zu planen, Soll-Ist zu vergleichen und sich frühzeitig mit Veränderungen zu befassen. Mit dieser einfachen Vorgehensweise haben Sie bereits ein Frühwarnsystem geschaffen, das Sie rechtzeitig darauf hinweist, wenn die Situation aus dem Ruder läuft.

Da das von den meisten Praxisinhabern nicht oder nicht intensiv genug praktiziert wird, bemerken viele Ärzte gar nicht, in welch prekärer Lage sie sich bereits befinden. Deshalb fällt eine Schieflage oft erst auf, wenn nur noch sehr drastische Maßnahmen wirksam sind.

Ein Grundproblem ist, daß viele Ärzte eine gewisse Ignoranz gegenüber betriebswirtschaftlichen Zusammenhängen an den Tag legen. Schnell wird die Verantwortung auf andere abgeschoben wie z.B. den Steuerberater. Viele Praxisinhaber können oder wollen nicht zwischen Ausgaben für die Praxis und Privatentnahmen unterscheiden. Doch die Rechnung:
Umsatz + Kreditlinie = Gewinn, sie kann nicht aufgehen und führt unweigerlich in die Pleite.

Früher oder später erreicht der Kontokorrentkredit eine Grenze. In letzter Zeit setzen die Banken diese Grenze viel niedriger an, als dies noch vor wenigen Jahren üblich war. Werden dann die typischerweise gern vergessenen Zahlungen fällig (Zins- und Tilgungsdienste, Steuern), droht der Gang nach Canossa. Letztendlich werden auf diese Art die denkbar unangenehmsten Kosten produziert, nämlich Zusatzkredite zu äußerst ungünstigen Konditionen. Wenn die Bank unter diesen Umständen bereit ist, einen neuen Kredit zu erteilen, werden in den Zinskonditionen die Risiken sehr stark berücksichtigt werden. Für den Fall, daß die Hausbank das Kreditrisiko nicht mitzutragen bereit ist, steht womöglich am Ende der Bankbeziehung die Pleite des Arztes. Einen neuen Kreditgeber wird er schließlich unter den gegebenen Umständen kaum finden.

Worin ist die Ursache für ein solches Fiasko zu sehen? Schon mit der Berufswahl hat bei angehenden Ärzten eine sehr bestimmende Selektion stattgefunden. Arzt wird man nicht, weil man gerne mit Zahlen oder Vertragswerken zu tun hat, Arzt wird man, weil man mit Menschen umgehen und helfen möchte.

Doch genau dieser kleine Unterschied von Ethik und Monetik scheint sich häufig nicht mit einer Buchhaltermentalität zu vertragen. Es ist kein Geheimnis, daß viele Ärzte ein großes Manko in Bereichen haben, die kaufmännisches Denken erfordern. Und kaufmännische, unternehmerische Defizite führen zu einer weiteren Verschärfung der zur Zeit ohnehin problematischen Situation.

Dabei können gerade in der Arztpraxis scheinbar unbedeutende Veränderungen schon dramatische Folgen haben. Schließlich handelt es sich hierbei um ein sehr fixkostenintensives Unternehmen. Selbst minimale Veränderungen im Umsatz- oder Kostengeschehen wirken sich massiv auf die Liquidität aus, wie die nachfolgende Tabelle verdeutlicht.

Beispiel: Liquiditätsverlust

Rechenschritte	Musterpraxis Allgemeinarzt	1996	1997
	Praxiseinnahmen	400.000	380.000
minus	Praxisausgaben	234.000	234.000
ergibt	Praxisergebnis	166.000	146.000
minus	Versicherungen, Abgaben (steuerlich absetzbar)	29.830	29.830
ergibt	Einkommen (vor Steuer)	136.170	116.170
minus	Steuern	39.525	31.281
minus	Tilgung Praxiskredite	18.000	18.000
plus	Abschreibung	20.000	20.000
ergibt	Einkommen (nach Steuern)	98.645	86.889
minus	Versicherungen, Abgaben (nicht steuerlich absetzbar)	21.600	21.600
minus	Arztgehalt (Privatentnahme zum Leben)	48.000	48.000
minus	Immobilie	15.000	15.000
minus	PKW-Anteil	8.000	8.000
ergibt	Tatsächliche Liquidität (verfügbar)	6.045	- 5.711
	Verlust an Liquidität		194 %

Berechnungsbeispiel: verheiratet, 2 Kinder, Kirchensteuer, Solidaritätszuschlag

Fazit:
5 % weniger Umsatz verursachen 194 % weniger Liquidität!

Sie sollten sich über die Folgen solch unscheinbarer Veränderungen bewußt sein und Ihr Handeln danach ausrichten. Verschaffen Sie sich daher einen Überblick über Ihr Unternehmen Arztpraxis. Eine halbjährliche Bestandsaufnahme und Situationsanalyse bleibt Ihnen nicht erspart, es sei denn, Sie haben bereits genügend Geld erarbeitet oder geerbt.

Sie kommen nicht daran vorbei, sich ein gewisses Maß an betriebswirtschaftlichem Grundwissen anzueignen. Zumindest sollten Sie wissen, bei welcher Scheinzahl, welchem Punktwert und welcher Kostenhöhe Sie Ihren "break-even-point" erreichen, also wann Sie die Gewinn-Zone erreichen.

	1996	1997
GKV-Praxiskosten im Jahr	234.000 DM	234.000 DM
Fallwert	50	47,5
erforderl. Scheinzahl im Jahr	4.680	4.926
erforderl. Scheinzahl im Quartal	1,170	1,232

Erforderlich ist es aber vor allem, Umsatz und Kosten zu planen, auch wenn das vielen Ärzten fremd ist. Planen heißt prognostizieren, auch wenn Sie nicht wissen, welche Punktwerte Sie in den nächsten Monaten zu erwarten haben. Checklisten helfen Ihnen bei dieser Planung.

Zunächst sollten Sie mit Hilfe der Checkliste in Kapitel 2.6 Ihre Privatausgaben ermitteln, also welchen Betrag Sie wahrscheinlich für sich verbrauchen werden. Das ist einfach, denn die Kosten für Mieten, Versicherungen usw. stehen fest. Die anderen Werte können Sie prognostizieren, indem Sie Beträge eines abgelaufenen Jahres einsetzen. Eventuell sollten Sie diese mit einem kleinen Aufschlag versehen, denn schließlich sind Preissteigerungen alltäglich. Nun ist es eine einfache Rechenaufgabe, zu ermitteln, wieviel Sie auf jeden Fall im nächsten Jahr verdienen müssen, um wirtschaftlich keinen Schiffbruch zu erleiden.

Als nächstes gilt es, die voraussichtlichen Einnahmen abzuschätzen. Das dürfte wesentlich schwieriger sein, als den Privatbereich zu überblicken, zumal in der heutigen Zeit niemand weiß, was Punktwerte und Leistungen in einigen Monaten wert sind. Also müssen Sie hier zunächst ebenfalls die Ergebnisse der vergangenen Jahre heranziehen. Die Jahreswerte brechen Sie jetzt noch auf logische Quartalswerte herunter und haben damit Ihre Planung für den nächsten überschaubaren Zeitraum geschaffen. Jeder Unternehmer muß auf diese oder ähnliche Weise planen, denn sonst fehlt die Basis für die Kontrolle der Entwicklung.

Beispiel für eine GROB-Unternehmensplanung

	Jahr 1996	Quartal 1	Quartal 2	Quartal 3	Quartal 4
Umsatz	400.000	120.000	80.000	80.000	120.000
Kosten	234.000	55.000	50.000	59.000	70.000
Gewinn	166.000	65.000	30.000	21.000	50.000

Diese Kontrolle ist für Ihre unternehmerische Tätigkeit unabdingbar. Nur wenn Sie in möglichst kleinen Zeitabständen überprüfen, ob und wie sich die reale Entwicklung vom Plan entfernt, können Sie erkennen, wann Sie eingreifen müssen. Nur dann können Sie rechtzeitig gegensteuern.

Beispiel für einen Soll-Ist-Vergleich

	Quartal 1 Soll		Quartal 1 Ist	Quartal 2 Soll	Quartal 2 Ist	Quartal 3 Soll	Quartal 3 Ist	Quartal 4 Soll	Quartal 4 Ist
Umsatz	120.000	?	110000	80.000		80.000		120.000	
Kosten	55.000	!!	60000	50.000		59.000		70.000	
Gewinn	65.000	!!	50000	30.000		21.000		50.000	

Ihrem Steuerberater kommt im Rahmen der Kontrolle eine wichtige Aufgabe zu. Er muß Sie möglichst schnell mit den jeweils aktuellen Zahlen versorgen. Setzen Sie sich also möglichst monatlich, mindestens aber quartalsweise, mit ihm zusammen, um die Entwicklung zu diskutieren. Einige gute Steuerberater übernehmen sogar das komplette Controlling für Ihre Mandanten und machen von sich aus auf Fehlentwicklungen aufmerksam.

Nachfolgend finden Sie einige Hilfsmittel für Ihre Unternehmensplanung.

Berechnungshilfe Break-Even-Point

	Jahr	Quartal
Kosten		
Fallwert		
erforderliche Scheinzahl im Jahr		
im Quartal		
eigene Scheinzahl		

GROB-Unternehmensplanung

	Jahr	Quartal 1	Quartal 2	Quartal 3	Quartal 4
Umsatz					
Kosten					
Gewinn					

Soll-Ist-Vergleich (1. Halbjahr)

	Quartal	1 (Soll)	1 (Ist)	2 (Soll)	2 (Ist)
Umsatz					
Kosten					
Gewinn					

Soll-Ist-Vergleich (2. Halbjahr)

	Quartal	3 (Soll)	3 (Ist)	4 (Soll)	4 (Ist)
Umsatz					
Kosten					
Gewinn					

2. Kostenanalyse – Controlling

Bevor wir das Thema „Kosten sparen" konkret angehen können, müssen wir zunächst die Kosten klar benennen, die in der Praxis entstehen. Schließlich spielen hier sehr unterschiedliche Faktoren zusammen.

Nach Aussagen sachverständiger Fachleute sind etwa ein Drittel aller Praxen betriebswirtschaftlich Grenzbetriebe. Sie zehren entweder von noch vorhandener Praxissubstanz oder von einem gesicherten Einkommen des Ehepartners.

Wenn Ärzte nicht auf von außen bedingte Vorgaben reagieren, kann dies schnell zu einer inneren selbstverschuldeten und damit hausgemachten Krise führen.

2.1 Frühwarnsystem

Ärzte, die vertragsrechtliche, abrechnungstechnische und finanzwirtschaftliche Entwicklungen nicht rechtzeitig erkennen, verfügen entweder über ein ungeeignetes Beobachtungssystem oder haben die Zeichen der Zeit schlichtweg nicht erkannt – eindeutig eine unternehmerische und praxisinterne Schwäche.

In den meisten Fällen ist es leider so, daß Fehlentwicklungen erst in einem späten Stadium erkannt werden. Dann helfen oftmals nur noch restriktive Einsparmaßnahmen, die in manchen Fällen zu Lasten der Privatentnahmen und damit des Privatlebens gehen. Mitunter kommt jeder Versuch zur (Praxis-)Rettung zu spät.

Noch immer gibt es viele Praxisinhaber, die Ihre Steuererklärung, und damit Ihre Gewinn- und Verlustrechnung, mit zwei Jahren Verzögerung erstellen lassen. Für den Fall, daß dieses Kalkül mit einer zeitnahen, mindestens quartalsmäßigen Erstellung einer Betriebswirtschaftlichen Auswertung (BWA) einhergeht, stimmen zumindest die Plandaten; im anderen Fall werden Entscheidungen für die Praxiszukunft jeweils auf Basis der Daten von vor zwei Jahren getroffen. Die Erkenntnis, daß diese Zahlen nicht immer geeignet sind, hat sich gerade in der letzten Zeit durchgesetzt. Welchen Stellenwert die Praxisdatengrundlage für wichtige Praxisentscheidungen hat, müssen viele Ärzte in Praxisschieflagen derzeit erfahren.

Doch derartige Fehlentwicklungen lassen sich weitestgehend vermeiden, wenn die Ärzte ihre Einnahmen und Kosten laufend im Auge behalten und Mißstände sofort beseitigen. Doch viele Ärzte scheuen den damit verbundenen Aufwand, tun ihn häufig sogar als lästige Bürokratie ab.

 Wie kann ein Arzt sich schnell einen Überblick über seine Einnahmen verschaffen?
Er erstellt eine eigene Übersicht über alle Einnahmen anhand seiner KV-Abrechnung oder seines Bankkontos:

Beispiel: Praxiseinnahmen

	1. Quartal	2. Quartal	3. Quartal	4. Quartal
1. Abschlagzahlung Datum	23.100 DN 24.01.1997	22.000 DM 25.04.1997	24.000 DM 24.07.1997	23.100 DM 21.10.1997
2. Abschlagzahlung Datum	23.100 DM 20.02.1997	22.000 DM 26.05.1997	24.000 DM 27.08.1997	23.100 DM 26.11.1997
3. Abschlagzahlung Datum	23.100 DM 31.03.1997	22.000 DM 25.06.1997	24.000 DM 25.09.1997	23.100 DM 17.12.1997
Restzahlung Datum	18.900 DM 17.07.1997	14.600 DM 16.10.1997	15.000 DM 19.01.1998	23.900 DM 16.04.1998
Sonderzahlung Datum				
Gesamtzahlung Quartal	88.200 DM	80.600 DM	87.000 DM	93.200 DM
Gesamtzahlung kumuliert		168.800 DM	255.800 DM	349.000 DM
Liquidität pro Quartal Wieviel Geld hat der Arzt von der KV im Quartal erhalten?	69.300 DM plus Restzahlung 3. Quartal Vorjahr	66.000 DM plus Restzahlung 4. Quartal Vorjahr	72.000 DM + 18.900 DM ――――― 90.900 DM	69.300 DM + 14.600 DM ――――― 83.900 DM

Mit eigenen Daten ausgefüllt gibt die folgende Übersicht allen Ärzten – auch denen, die nur sporadisch oder nur einmal im Jahr Zahlen von ihrem Steuerberater erhalten – erste, wichtige Anhaltspunkte.

Checkliste: Praxiseinnahmen

	1. Quartal	2. Quartal	3. Quartal	4. Quartal
1. Abschlagzahlung Datum				
2. Abschlagzahlung Datum				
3. Abschlagzahlung Datum				
Restzahlung Datum				
Sonderzahlung Datum				
Gesamtzahlung Quartal				
Gesamtzahlung kumuliert				
Liquidität pro Quartal Wieviel Geld hat der Arzt von der KV im Quartal erhalten?				

Bei einer Finanzplanung über Einnahmen und Ausgaben müssen Ärzte berücksichtigen, daß die Geldflüsse im Kalenderjahr nicht zeitgleich anfallen.

Daher unterscheidet sich die Liquidität in einem Kalenderquartal von den tatsächlichen Honoraranforderungen je Quartal. Es kommt mitunter vor, daß ein Arzt einige Monate laut seiner Betriebswirtschaftlichen Auswertung (BWA) Verluste und im darauffolgenden Monat wieder einen extrem hohen Gewinn ausweist. Des Rätsels Lösung ist, daß alle vier Monate zusätzlich zur Abschlagszahlung eine Restzahlung aus dem Vorvorquartal hinzukommt.

In früheren Jahren kamen die Ärzte mit nur einer BWA im Jahr aus; diese Vorgehensweise gehört nun der Vergangenheit an, da eine zeitnahe Übersicht für Praxisentscheidungen notwendiger ist denn je. In der Regel wird heute eine Betriebswirtschaftliche Auswertung pro Quartal erstellt. In zunehmendem Maße geht man sogar dazu über, dies einmal im Monat zu tun.

2.2 Kontenrahmen

Für Ärzte gibt es zur Zeit von der Datev zwei Sonderkontenrahmen (SKR): SKR 80 für Zahnärzte und SKR 81 für Ärzte. Da diese Kontenrahmen aber nicht gesetzlich vorgeschrieben sind, können Steuerberater auch andere, ähnliche Kontenrahmen verwenden.

Einnahmen und Ausgaben werden in dem Datev-Kontenrahmen Fibu-Kontennummern zugeordnet. Der Steuerberater hat die Möglichkeit, Unterkonten z.b. für bestimmte Einnahmen wie KV-Abschlag, Restzahlung, Kostenerstattung oder Privateinnahmen aufzunehmen.

Dies bedeutet für den Arzt, daß er auf die Fibu- bzw. Bankbelege entsprechende Hinweise für den Steuerberater schreiben muß. Die Qualität der Buchung ist immer nur so gut, wie die Daten von dem jeweiligen Arzt aufbereitet wurden. Diese wiederum können nur so aktuell sein, wie der Arzt seine kompletten, vollständigen Unterlagen an den Steuerberater abgegeben hat. Daher sollte der Arzt eingegangene Kontoauszüge möglichst sofort bearbeiten und entsprechende Vermerke anbringen oder Belege hinzusortieren.

Oftmals erhalten Ärzte von Ihrem Steuerberater sechs bis zehn Seiten grün-weißen Papiers mit vielen Zahlen darauf. Was kann der Arzt diesen Unterlagen entnehmen? Wenn er die BWA lesen kann und über Vergleichszahlen verfügt, eine Menge an Informationen. Der Steuerberater hat zwar bei der Übergabe der Erst-BWA entsprechende Hinweise gegeben, diese sind jedoch durch die zeitversetzte Überprüfung der Nachfolge-BWA schon wieder vergessen.

Praxisbeispiel:

Ein Arzt erhält eine BWA. In seiner kurzfristigen Erfolgsrechnung findet er unterschiedliche Prozentangaben zu ein und derselben Position.

In unserem Beispiel vergleicht er die Zahlen für Personalaufwendungen.

Sein Anhaltspunkt: Personalaufwendungen liegen zwischen 20 % und 25 %.

Er findet in seiner BWA einmal eine Prozentquote für Personalaufwendungen von 18,64 % und daneben eine Quote von 69,8 %.

Die Antwort ist einfach: Einmal sind die Kosten in Prozent vom Umsatz und einmal in Prozent von den Gesamtkosten angegeben. Wir erwähnen das deshalb, weil in der Praxis offensichtlich Unklarheiten über diesen „kleinen" Unterschied bestehen.

Lassen Sie sich also nicht verwirren, vergleichen Sie nur die Zahlen, die sich tatsächlich vergleichen lassen.

Ihre Kosten sind also nicht zu hoch, wenn ein bestimmter Prozentsatz überschritten wird, sondern wenn zu wenig Gewinn übrigbleibt. Vergleichswerte dienen lediglich dazu, aufmerksam zu machen. Man braucht sie, um Abweichungen vom Durchschnitt zu verdeutlichen.

Abweichungen vom Durchschnitt sollten Sie allerdings erklären können. Wenn Sie weniger Personal als andere haben, eine besonders günstige Raummiete haben, oder andere Faktoren für eine günstige Kostensituation sprechen, Sie aber trotzdem bei den Kosten über dem Durchschnitt liegen, sollten Sie intensiv nach den Ursachen forschen.

Um die Ursachen rechtzeitig zu erkennen, wollen wir Ihnen nachfolgend eine Lesehilfe der BWA geben.

2.3 Betriebswirtschaftliche Auswertung (BWA)

Nachfolgend sehen Sie eine Monats- und / oder Quartalsübersicht in Kurzform:

Betriebseinnahmen
- Kassenabrechnung
- Privatliquidationen
- Sonstige Praxiseinnahmen
- Summe Praxiseinnahmen
  - Eigenverbrauch
  - Sonstige Erträge
- Summe Betriebseinnahmen

Betriebsausgaben
- Personalaufwendung
- Kosten Praxiseinrichtung
- Finanzierungskosten
- Raumkosten
- Praxis- / Laborbedarf
- Praxissteuern
- Beiträge / Versicherung
- Fahrzeugkosten
- Reise- / Fortbildungskosten
- Abschreibungen
- Verschiedene Kosten
- Summe Betriebsausgaben

Vorläufiges Ergebnis

Betriebswirtschaftliche Auswertung   Kfr. Erfolgsrechnung für Ärtze

100 Kfr. Erfolgsrechnung ❶	Auswertungsmonat März DM ❷	% Betr.- Einnahm. ❸	% Betr.- Ausgaben ❹	% Liqu. B Praxis ❺	% Liqu. B Privat ❻	kumuliert Jan - Mrz DM ❼	% Betr.- Einnahm. ❽	% Betr.- Ausgaben ❾	% Liqu. B Praxis ❿	% Liqu. B Privat ⓫
Betriebseinnahmen										
Kassenabrechnung	95.000,00	94,43				185.000,00	87,92			
Privatliquidationen	4.915,58	4,89				22.977,44	10,92			
Sonstige Praxiseinnahmen	0,00					0,00				
* Summe Praxiseinnahmen	99.915,58	99,32				207.977,44	98,84			
Eigenverbrauch	0,00					0,00				
Sonstige Ertäge	684,70	0,68				2.431,20	1,16			
* Summe Betriebseinnahmen	100.600,28	100,00	374,42			210.408,64	100,00	226,66		
Betriebsausgaben										
Personalaufwendungen	18.754,18	18,64	69,80			63.883,83	30,36	68,82		
Kosten Praxiseinrichtung	2.053,25	2,04	7,64			6.185,57	2,94	6,66		
Finanzierungskosten	425,64	0,42	1,58			425,64	0,20	0,46		
Raumkosten	3.560,16	3,54	13,25			10.572,55	5,02	11,39		
Praxis-/Laborbedarf	570,21	0,57	2,12			3.750,26	1,78	4,04		
Praxissteuern	0,00					0,00				
Beiträge/Versicherungen	266,43	0,26	0,99			2.506,71	1,19	2,70		
Fahrzeugkosten	0,00					0,00				
Reise-/Fortbild. Kosten	0,00					0,00				
Abschreibungen	0,00					0,00				
Verschiedene Kosten	1.238,18	1,23	4,61			5.506,56	2,62	5,93		
* Summe Betriebsausgaben	26.868,05	26,71	100,00			92.831,12	44,12	100,00		
* Vorl. Ergebnis	73.732,23	73,29				117.577,52	55,88			

Welche Informationen kann der Arzt den einzelnen Spalten entnehmen?

Die Spalte ❶ gibt die Einnahme- bzw. Ausgabearten an.

In Spalte ❷ werden Geldbeträge angegeben, die der Steuerberater für den Auswertungszeitraum gebucht hat.

Der Arzt kann hieraus z.B. entnehmen, daß er

	95.000,00 DM	Einnahmen über die KV (= Rubrik Kassenabrechnung)
für	4.915,58 DM	Einnahmen aus seiner Privatabrechnung
und	684,70 DM	sonstige Erträge hatte.

Dies ergibt eine Gesamteinnahme für den Monat März von DM 100.600,28.

In Spalte ❸ werden Prozentzahlen im Verhältnis zu den Einnahmen angegeben.

Spalte ❹ gibt die Prozentzahlen im Verhältnis zu den Ausgaben an.

Die Spalten ❺ und ❻ sollen Prozentwerte bezogen auf die Praxisliquidität und die Privatliquidität angeben.

Spalte ❼ weist Gesamt-DM-Beträge aus, die für den Gesamtjahreszeitraum bis jetzt aufgelaufen sind.

In Spalte ❽ werden Prozentzahlen im Verhältnis zu den Gesamteinnahmen angegeben.

Spalte ❾ gibt die Prozentzahlen im Verhältnis zu den Gesamtausgaben an.

Die Spalten ❿ und ⓫ sollen Prozentwerte bezogen auf die Praxisliquidität und die Privatliquidität angeben.

Betriebswirtschaftliche Auswertung   Kfr. Erfolgsrechnung für Ärzte

400 Vergleichs-BWA	Vergleichsmonat März	Vorjahr	Veränderung in DM	Veränderung in %	kumuliert Jan - Mrz	Vorjahr	Veränderung in DM	Veränderung in %
❶	❷	❸	❹	❺	❻	❼	❽	❾
Betriebseinnahmen								
Kassenabrechnung	95.000,00	91.000,00	4.000,00	4,40	185.000,00	181.000,00	4.000,00	2,21
Privatliquidationen	4.915,58	3.076,18	1.839,40	59,79	22.977,44	22.632,93	344,51	1,52
Sonstige Praxiseinnahmen	0,00	0,00	0,00	**	0,00	0,00	0,00	**
* Summe Praxiseinnahmen	99.915,58	94.076,18	5.859,40	6,21	207.977,44	203.632,93	4.344,51	2,13
Eigenverbrauch	0,00	0,00	0,00	**	0,00	0,00	0,00	**
Sonstige Erträge	684,70	1.205,83	521,13 –	43,22 –	2.431,20	2.859,98	428,78 –	14,99 –
* Summe Betriebseinnahmen	100.600,28	95.282,01	5.318,27	5,58	210.408,64	206.492,91	3.915,73	1,90
Betriebsausgaben								
Personalaufwendungen	18.754,18	14.293,83	4.460,35	31,20	63.883,83	53.037,68	10.846,15	20,45
Kosten Praxiseinrichtung	2.053,25	1.123,90	929,35	82,69	6.185,57	5.074,43	1.111,14	21,90
Finanzierungskosten	425,64	448,26	22,62 –	5,05 –	425,64	448,26	22,62 –	5,05 –
Raumkosten	3.560,16	8.559,35	4.999,19 –	58,41 –	10.572,55	14.861,16	4.288,61 –	28,86 –
Praxis-/Laborbedarf	570,21	18.134,71	17.564,50 –	96,86 –	3.750,26	19.140,38	15.390,12 –	80,41 –
Praxissteuern	0,00	0,00	0,00	**	0,00	0,00	0,00	**
Beiträge/Versicherungen	266,43	169,18	97,25	57,48	2.506,71	2.444,94	61,77	2,53
Fahrzeugkosten	0,00	0,00	0,00	**	0,00	0,00	0,00	**
Reise-/Fortbild. Kosten	0,00	89,00	89,00 –	100,00 –	0,00	89,00	89,00 –	100,00 –
Abschreibungen	0,00	0,00	0,00	**	0,00	0,00	0,00	**
Verschiedene Kosten	1.238,18	3.839,26	2.601,08 –	67,75 –	5.506,56	7.799,47	2.292,91 –	29,40 –
* Summe Betriebsausgaben	26.868,05	46.657,49	19.789,44 –	42,41 –	92.831,12	102.895,32	10.064,20 –	9,78 –
* Vorl. Ergebnis	73.732,23	48.624,52	25.107,71	51,64	117.577,52	103.597,59	13.979,93	13,49

Diese BWA dient zu Vergleichszwecken. Es wird der jeweils entsprechende Vorjahreszeitraum mit dem aktuellen verglichen. Die vorhandenen Abweichungen werden in DM-Beträgen oder Prozentzahlen angegeben.

Der Zeilenaufbau ist mit der „Kfr. Erfolgsrechnung" Kennziffer 100 identisch.

Die Spalte ❶ gibt die Einnahme- bzw. Ausgabearten an.

In Spalte ❷ werden Geldbeträge angegeben, die der Steuerberater für den Auswertungszeitraum gebucht hat.

In Spalte ❸ werden Geldbeträge angegeben, die der Steuerberater für den Vorjahres-Auswertungszeitraum gebucht hat.

Spalte ❹ gibt Veränderungen in DM im Verhältnis zum Vorjahr an.

Spalte ❺ gibt Veränderungen in Prozent im Verhältnis zum Vorjahr an.

Spalte ❻ weist Gesamt-DM-Beträge aus, die für den Gesamtjahreszeitraum aufgelaufen sind.

Spalte ❼ weist Gesamt-DM-Beträge aus, die für den Zeitraum des gesamten Vorjahres aufgelaufen waren.

In Spalte ❽ werden Veränderungen in DM im Verhältnis zum Vorjahr angegeben.

Spalte ❾ gibt Veränderungen in Prozent im Verhältnis zum Vorjahr an.

2.4 Summen- und Saldenliste (SuSa)

Die Summen- und Saldenliste (SuSa) ist eine Auflistung aller Einzelkonten, die der Steuerberater für Ihre Praxis eingerichtet hat. Als Sortiermerkmal sind Buchungsklassen zu erkennen.

Der Arzt kann mittels Kenntnis des einzelnen Kontos detailliert feststellen, welche Kosten oder Einnahmen gebucht wurden. Somit läßt sich mitunter auch feststellen, welche Beträge zukünftig eingespart werden können, und welches Einsparpotential sich ergibt.

Welche Informationen kann der Arzt aus der SuSa für sich gewinnen?

Die für den Arzt notwendigen Informationen lassen sich insbesondere aus den Spalten entnehmen.

- Summe der Abrechnungen
  - Unter den Spalten **Soll** und **Haben** werden die Geldbewegungen je Konto ersichtlich. **Soll** bedeutet in diesem Fall eine Ausgabe und **Haben** eine Einlage oder Einnahme.
- Jahresverkehrszahlen
  - Unter den Spalten **Soll** und **Haben** werden die Gesamtgeldbewegungen je Konto ersichtlich. **Soll** bedeutet in diesem Fall eine Gesamtausgabe und **Haben** eine Gesamteinlage oder Gesamteinnahme
- Saldo per Abrechnung
- Prozent vom Umsatz

Welche Konten (Fibu-Nr.-Gruppen) sich hinter den Ziffern verbergen, finden Sie in den nachfolgenden Einzelaufstellungen.

Anschaffungen werden unter der Fibu-Nr.-Gruppe **0200** bzw. **0400** gebucht. In dieser Fibu-Gruppe finden Sie die steuerlichen Werte Ihrer Praxisanschaffungen.

Beispiel:
Fibu-Nr.
0200 Praxiseinrichtung
0410 Praxisinventar

Zinsen für Praxisdarlehen werden unter der Fibu-Nr.-Gruppe **2100** gebucht. Fragen wie: „Wieviel Zinsen sind bisher angefallen bzw. gezahlt worden?" kann der Arzt sich auf diesem Weg selbst beantworten.

Beispiel:
Fibu-Nr.
2110 Zinsen kurzfristige Verbindlichkeiten
2115 Zinsen langfristige Verbindlichkeiten
2610 Zinserträge

Ausgaben werden unter der Fibu-Nr.-Gruppe **4000** gebucht. Innerhalb dieser Gruppe gibt es etliche Untergruppen, die zu jeder Kostenart detaillierte Aussagen ermöglichen. Je besser die einzelnen Kostenarten gegliedert sind, desto genauer sind die Aussagen. Es ist sinnvoll, mit dem Steuerberater eine individuelle Kontogliederung vorzunehmen. Mit dem gewonnenen Datenmaterial lassen sich viele Entscheidungshilfen für die Praxis erarbeiten.

Beispiel:
Fibu-Nr.
4000 **Praxis- und Laborbedarf**
4010 Fremdlabor
Hierunter fallen alle Praxismaterialien und Labormaterialien sowie Labor(Fremd)arbeiten.

4100 **Personalkosten**

Dieser Position kann der Arzt alle Personalkosten entnehmen.

In dieser Gruppe finden Sie auch die Lohnnebenkosten, die einen nicht unerheblichen Betrag ausmachen.

Bei detaillierten Aufgliederungen lassen sich die Personalkosten Bereichen wie Labor oder Rezeption zuordnen, da entsprechende Buchungen möglich sind.

4200 **Raumkosten**

Wie hoch sind die Raumkosten? Wie hoch ist die Miete? Wie hoch sind die Raumnebenkosten? All diese Fragen werden kein Buch mit sieben Siegeln sein, wenn Sie diese Gruppe unter die Lupe nehmen.

4300 / 4400 **Versicherungen / Beiträge**

Praxisbedingte Versicherungen und Beiträge werden unter dieser Gruppe erfaßt. Auch Ihre KV-Verwaltungsbeiträge werden hier gebucht.

4500 **Kfz-Kosten**

Alle praxisbedingten Kfz-Kosten erscheinen unter dieser Gruppe.

4600 **Reise- / Fortbildungskosten**

Kosten, die für Reisen und Fortbildung (Anfahrt, Bewirtung, Gebühren) erhoben werden, können hier gebucht werden.

4800 **Instandhaltung, Abschreibungen**

Instandhaltung, Wartung, Abschreibung, Sonderabschreibung sind die Kostenarten in dieser Gruppe.

4900 **Allgemeine, sonstige Kosten**

Hierzu gehören Positionen wie Porto, Telefon, Bürobedarf, Blumen für die Praxis, Wartezimmerlektüre und Beratungskosten.

Ihren **Privatentnahmebereich** finden Ärzte unter der Fibu-Nr.-Gruppe **1900**. Um die tatsächliche Höhe Ihrer Privatentnahme festzustellen, sollten Sie alle Beträge, die unter der Kontenklasse 1900 gebucht wurden, addieren – mit Ausnahme des Kontos 1990 (Einlagen). In diesem Konto werden die Beträge gesammelt, die Sie aus Ihrer Privatschatulle für die Praxis verauslagt haben. Von der Summe aller anderen 1900er Konten wird der Betrag „Einlagen" subtrahiert. Das Resultat entspricht Ihrer Privatentnahme aus der Praxis.

Beispiel:
Fibu-Nr.

1900	**Private Lebenshaltung**
1910	EST-VZ LFD Jahr
1911	EST- Vorjahre
1921	Lebensversicherung
1922	Krankenversicherung
1923	Ärzteversorgung
1990	Einlagen

Tip:
Vergleichen Sie die Privatentnahme (gesamt) mit Ihrem Gewinn vor Steuern plus Ihrer AfA.

Ergibt sich eine Minuszahl, haben Sie über Ihre Verhältnisse gewirtschaftet, bei Positivzahlen haben Sie einen Überschuß erwirtschaftet.

Bei der Gesamtbetrachtung sollte der Arzt wissen, unter welcher Fibu-Nr.-Gruppe die **Einnahmen** gebucht werden. Es handelt sich um die Gruppe **8000**. Die Gruppe 8000 nennt die Gesamteinnahmen in dem betreffenden Monat, Quartal oder Jahr, die für das anstehende Jahr von Ihrem Steuerberater gebucht wurde.

Beispiel:
Fibu-Nr.

8010	KV-Abschläge und Restzahlungen
8020	Kostenerstattung
8030	Privateinnahmen
8060	Sonstige Einnahmen (Verkauf KFZ oder Praxisinventar)

Die häufigsten Arten von Praxiskosten

- AfA (Abschreibungen für Praxisinvestitionen)
  Hierunter werden die Kaufpreise für erworbene Praxisgegenstände oder der Kaufpreis für einen Praxisanteil oder für die übernommene Praxis in Form von Abschreibungen über die betriebsgewöhnliche Nutzungsdauer (gemäß AfA-Tabelle) geltend gemacht, wenn der Wert der Anschaffung über DM 800,- (ohne Mehrwertsteuer) liegt.

- Arbeitsmittel
  z.B. weiße Berufskleidung, Fachliteratur

- Bankgebühren für Praxiskonten

- Berufshaftpflichtversicherung

- Bewirtungskosten
  Hier gelten besondere Vorgaben, die ständig durch die Finanzbehörden geändert werden. Lassen Sie sich von Ihrem Steuerberater eine Anweisung geben, wie Sie diese Belege zu bearbeiten haben.

- Bürokosten
  Alle Aufwendungen für Ihre Praxisverwaltung sind steuerlich abzugsfähig, wie z.B. Büromaterial, Kleinteile für Büro und Praxisküche, Kaffee, Blumen etc.

- Buchführungs- und Abschlußkosten

- Darlehenszinsen für Ihre Praxiskredite (Investitionskredit, Kontokorrentkredit)

- Fortbildungskosten
  Steuerlich abzugsfähig sind Seminargebühren sowie Fahrt-, Unterbringungs- und Verpflegungskosten, sofern die strengen steuerlichen Voraussetzungen erfüllt sind.

- GWG (Geringwertige Wirtschaftsgüter)
  Dies sind alle Wirtschaftsgüter, die praxisnotwendig sind und einen Anschaffungswert von DM 800,- nicht übersteigen.

- Kfz-Kosten
  Für jeden betrieblich gefahrenen Kilometer können Kosten geltend gemacht werden, sofern ein Fahrtenbuch (strenge Auslegung, Vorgaben von Ihrem Steuerberater erfragen) geführt wird.

- Personalkosten
  Hierunter fallen Bruttogehälter, Arbeitgeberbeiträge zur Sozialversicherung und freiwillige soziale Leistungen, Aushilfen, Vertreterhonorare.

- Praxis- und Labormaterial

- Kosten für Fremdlabor

- Raumkosten
  z.B. Miete, Heizung, Strom, Reinigung und Instandhaltung

- Reisekosten
  wie Fahrtkosten, Unterbringungskosten und Mehraufwendungen für Verpflegung. Beispiele für abzugsfähige Kosten sind Fahrten zu Banken, medizinisch-technischen Großhandlungen, Patienten, Ärztekammern, Seminaren, Kongressen etc.

- Telefon, Porto
  allerdings nur soweit praxisbedingt

- Versicherungsbeiträge
  soweit praxisbedingt; z.B. Berufshaftpflicht, Praxissachversicherung, Betriebsunterbrechungsversicherung

Nicht zu den Praxiskosten zählen:

- Altersvorsorge (Lebensversicherungen jeglicher Art, selbst wenn sie zur Rückführung des Praxisdarlehens dienen; Rentenversicherung; Versorgungswerk)

- Einkommensteuerzahlungen einschließlich aller möglichen Zuschläge (Säumnis-, Verspätungszuschlag)

- Krankenversicherung und Krankentagegeldversicherung

Die nachfolgende Checkliste kann Ihnen einen Überblick über Ihren Praxiserfolg geben.

Voraussetzung für diese kleine, aber wichtige Übung der Erstellung von Praxisdaten ist eine quartalsmäßige BWA.

Checkliste: Praxiseinnahmen und -ausgaben

	1.Quartal	2. Quartal	3. Quartal	4. Quartal	Jahr
KV-Einnahmen					
Privatpatienten					
Sonstige Einnahmen					
Summe Praxiseinnahmen					
Personalkosten					
Raumkosten					
Laborkosten / Praxismaterial					
Beiträge / Versicherungen					
Kfz					
AfA (Abschreibung)					
GWG					
Zinsen					
Leasingkosten					
Allgemeine / Sonstige Kosten					
Summe Praxisausgaben					
Praxisüberschuß					

2.5 Betriebswirtschaftliche Planung

Wenn langfristige Erfolgspotentiale der Praxis nachhaltig in Gefahr sind, liegt eindeutig eine strategische Krise vor. Nicht irgendein Honorarverteilungsmaßstab oder ein Praxisbudget ist schuld, sondern der Arzt selbst.

Der Arzt ist selbst verantwortlich für die Datenstruktur seiner Praxis. Überläßt er alle Vorgänge seinem Steuerverwalter oder Steuerberater, so kann er nicht erwarten, über die Lage seiner Praxis bestens unterrichtet zu sein. In der Vergangenheit war diese Nachlässigkeit noch möglich, weil sich Umsätze und Kosten in normalen bis sehr guten Verhältnissen bewegten. Doch durch die sich ständig ändernden Bestimmungen der Budgets und in der Folge schwankenden Umsätze ist die Erfassung zeitnaher Daten unerläßlich.

Ein äußerst mißlicher Umstand ist beispielsweise gegeben, wenn sich die Konkurrenzsituation am Standort dramatisch verschlechtert hat. Das Erfolgspotential „Patienten" wird von anderen Praxen abgezogen.

Für teures Geld erworbene, aufwendige Medizintechnik kann nicht mehr so eingesetzt werden wie früher, die Abrechnungsmöglichkeiten werden entzogen, ohne daß man sich rechtzeitig auf eine entsprechende Privat-Selbstzahler-Leistung durch z.B. Schulung der Mitarbeiter und Patienten-Angebots-Strukturen vorbereitet hat.

Derartige strategische Krisen entstehen durch strategische Fehler. Die Auswirkungen dieser falschen Entscheidungen sind oft erst nach zwei oder drei Jahren zu spüren.

Es ist ein schleichender, schwer erkennbarer Prozeß, wenn Monat für Monat einige wenige Patienten bzw. Leistungen wegfallen. Eine einfache, aber effektive Kontrolle ist die Auflistung der Patientenstruktur.

Der Arzt kann sich diese aus seiner KV-Abrechnung und Privatabrechnung oder aber mit Hilfe der eigenen EDV erstellen.

Das nachfolgende Muster zeigt, wie der Arzt auf einfache Weise eine aussagefähige Patientenstruktur erstellen kann. Auf diesem Weg lassen sich oftmals Trends für den Patientenbereich erkennen und erarbeiten. Maßgabe könnte zum Beispiel das Erarbeiten der Zielgruppe Rentner sein oder aber eine Verbesserung hinsichtlich der Zielgruppe Privatpatienten.

Checkliste: Patientenzahl und deren Entwicklung

	1. Quartal	2. Quartal	3. Quartal	4. Quartal	Jahr
Mitglieder					
Familienmitglieder					
Rentner					
Summe GKV-Patienten					
Privatpatienten					
Patienten insgesamt					

Nach Erfassung der Ist-Daten können erste Planspiele beginnen, um letztendlich über Soll-Ist-Vergleiche zukünftige Zielvorgaben für die Praxis zu erarbeiten und zu verfolgen.

Anhand analoger Tabellen bzw. Unterlagen werden Soll-Vorgaben für das nächste Kalenderjahr mit dem Steuerberater vorbereitet, d.h. der Arzt geht in Gedanken das gesamte bevorstehende Jahr durch. Er plant Investitionen für den medizintechnischen Fuhrpark wie auch für das Personal, sonstige Praxisausgaben und mögliche Praxiseinnahmen und trägt diese in die Tabellen ein.

Beispiel: Interner Soll-Ist-Abgleich

	1. Quartal-Soll	1. Quartal-Ist	Abweichung
KV-Einnahmen	79.300 DM	75.000 DM	− 4.300
Privatpatienten	7.500 DM	3.000 DM	− 4.500
Sonstige Einnahmen	0 DM	200 DM	+ 200
Summe Praxiseinnahmen	**86.800 DM**	**78.200 DM**	**− 8.600**
Personalkosten	27.840 DM	27.802,50 DM	− 37,50
Raumkosten	6.660 DM	6.320,10 DM	− 339,90
Laborkosten / Praxismaterial	800 DM	767,23 DM	− 32,77
Beiträge / Versicherungen	1.200 DM	980 DM	− 220
Kfz	3.500 DM	2.870,95 DM	− 629,05
Afa (Abschreibung)	2.500 DM	Nicht gebucht	− 2500
GWG	1.200 DM	978 DM	− 222
Zinsen	2.700 DM	2.845,20 DM	+ 145,20
Leasingkosten	1.650 DM	1.650 DM	0
Allgemeine / Sonstige Kosten	5.800 DM	4.992,99 DM	− 807.01
Summe Praxisausgaben	**53.850 DM**	**49.206,97 DM**	**− 4.643,03**
Praxisüberschuß	**32.950 DM**	**28.993,03 DM**	**− 3.956,97**

Soll-Eintragung
erfolgt möglichst in Abstimmung mit dem Steuerberater im 4. Quartal eines Jahres für das nächste Jahr.

Ist-Eintragung
erfolgt möglichst nach Erhalt der BWA nach Ablauf des Quartals; gegebenenfalls kann der Steuerberater Ihnen diese Leistung als Service anbieten und das Formular ausgefüllt zur Verfügung stellen.

Wenn der Arzt alle diese Daten erhebt und vergleicht, weiß er über seine Praxis gut Bescheid.

> **Der Zeitaufwand ist minimal, der Nutzen riesig.**

Eine derartige Minimal-Analyse zeigt dem Arzt bereits auf, wo Handlungsbedarf besteht. Allein durch einen zeitnahen Vergleich hat er die Möglichkeit, nicht nur eine Vermutung als Entscheidungsgrundlage heranzuziehen, sondern auf konkrete Fakten zu reagieren. So gewappnet tappt der Arzt nicht in die Falle, erst am Ende des Jahres zu erfahren, daß sich bereits seit dem 1. Quartal Veränderungen abzeichnen, die rechtzeitiges Gegensteuern erfordern.

Aus wenigen Zahlen lassen sich viele Aussagen und Zielvorgaben für die nächsten Quartale ableiten.

Beispiel: Privateinnahmen
Warum haben wir uns verschätzt? Sind Privatpatienten ausgeblieben? Sind Rechnungen nicht rechtzeitig geschrieben worden oder haben wir nur den Privatbereich falsch eingeschätzt?

So läßt sich zu jedem Bereich eine Klärung oder Zielvorgabe herbeiführen und eine Strategie für die Zukunft ausarbeiten.

Die Tatsache, daß sinkende Einnahmen bei gleichen Kosten weniger Gewinn erbringen, leuchtet jedem ein. Darauf muß sich der Arzt nur einstellen (können)!

Je früher dies erfolgt, um so kleiner wird der Schaden.

Die folgende Tabelle können Sie für Ihre eigene Praxisplanung verwenden. Basis ist die aktuelle Jahresplanung und die jeweils aktuelle Quartals-BWA, aus der die aktuellen Daten entnommen und an die entsprechende Stelle eingetragen werden können.

Checkliste: Interner Soll-Ist-Vergleich

Quartal	1. (Soll)	1. (Ist)	Abw.	2. (Soll)	2. (Ist)	Abw.	3. (Soll)	3. (Ist)	Abw.	4. (Soll)	4. (Ist)	Abw.
KV-Einnahmen												
Privatpatienten												
Sonstige Einnahmen												
Summe												
Praxiseinnahmen												
Personalkosten												
Raumkosten												
Laborkosten / Praxismaterial												
Beiträge / Versicherungen												
Kfz												
AfA (Abschreibung)												
GWG												
Zinsen												
Leasingkosten												
Allgemeine / Sonstige Kosten												
Summe												
Praxisausgaben												
Praxisüberschuß												

2.6 Praxisvergleich

Wenn der Arzt nunmehr intern über seine Praxis Bescheid weiß, möchte er natürlich wissen, wie seine Praxis im Vergleich zu seinen Fachkollegen zu beurteilen ist.

Einige Anhaltspunkte bietet in diesem Zusammenhang ein „externer Praxisvergleich".

Vergleichsdaten werden in der Fachpresse veröffentlicht, mitunter auch von Ihrem Steuerberater oder von Banken zur Verfügung gestellt.

Aufgrund freundlicher Unterstützung der Deutschen Apotheker- und Ärztebank eG, Düsseldorf, können wir Ihnen im Anhang I einige Vergleichswerte zur Verfügung stellen.

Im allgemeinen eignen sich diese Ergebnisse, wie auch die Daten des Statistischen Bundesamtes oder der KBV-Statistik, recht gut zu Vergleichszwecken. Die Crux an solchen Statistiken ist, daß sie den Zustand von vor zwei oder drei Jahren wiedergeben, also nicht zeitnah sind.

Bedenken Sie ferner, daß in der Kostenstrukturerhebung Praxen unterschiedlichster Art zusammengefaßt sind. Die Kostenstruktur ist nun nicht allein von der Umsatzhöhe abhängig. Vielmehr sind auch Faktoren wie Praxisart, Praxislage oder persönliche Vorlieben des Praxisinhabers relevant.

Doch selbst aus diesen Statistiken lassen sich bei Vergleichen neue Erkenntnisse gewinnen.

- Kann ich mich mit meiner Praxis mit Kollegen vergleichen?
- Was machen die Kollegen anders?
- Wieso gibt es Unterschiede in den einzelnen Bereichen?
- Warum liege ich in einzelnen Bereichen unter oder über dem Durchschnitt?
- Wo muß ich meine Praxisstrukturen überdenken?

Checkliste: Praxisvergleich

	Vergleichspraxis	Eigene Praxis	Abw.
KV-Einnahmen			
Privatpatienten			
Sonstige Einnahmen			
Summe Praxiseinnahmen			
Personalkosten			
Raumkosten			
Laborkosten / Praxismaterial			
Beiträge / Versicherungen			
Kfz			
AfA (Abschreibung)			
GWG			
Zinsen			
Leasingkosten			
Allgemeine / Sonstige Kosten			
Summe Praxisausgaben			
Praxisüberschuß			

Vergleichspraxis

Daten können Sie der für Sie zutreffenden Kostenstrukturanalyse entnehmen.

Eigene Praxis

Daten können Sie Ihrer Quartals- oder Jahres-BWA entnehmen.

2.7 Erfolgreiches Praxiscontrolling

Jeder Arzt kann für sich entscheiden, welche Abweichungen in einer bestimmten Kostenstelle Anlaß geben, Änderungen vorzunehmen.

Diese Art von „Klein-Benchmarking" zeigt schon auf, in welchem Bereich noch Ressourcen vorhanden sein können.

Bei der Zahlenbetrachtung muß der Arzt sich jedoch im klaren sein, warum eine Abweichung besteht, und ob diese z.B. regional bedingt ist oder aber durch andere Vorgaben. Er muß feststellen ob diese Vorgaben zu ändern sind, und ob er sie auch ändern will.

Etwa 60 % aller Krisen sind strategischer Natur. Demnach kann ein Arzt bei richtiger Vorbereitung und Darstellung seiner Daten entscheidend gegensteuern.

Daher sollte der Arzt sich nachfolgende Prämissen zu eigen machen:

- Jede Minute, die ein Arzt auf die Kontrolle der anfallenden Kosten verwendet, zahlt sich doppelt für ihn aus.

- Jede genutzte Sparmöglichkeit steigert seinen Praxisgewinn.

- Kostentransparenz trägt zum positiven Betriebsklima bei, da jeder Mitarbeiter einsieht, welche Summen ausgegeben werden, und Sparmaßnahmen nicht als konzeptlos empfunden werden.

- Wenn ein Banker den Eindruck hat, daß eine Praxis sicher und rationell geführt wird, können bei Bankverhandlungen bessere Konditionen ausgehandelt werden.

Befolgt der Arzt zehn Schritte zum Praxiscontrolling (siehe Regeltafel), ist er gegen innere strategische Krisen weitgehend gewappnet.

Zehn Schritte zum Praxiscontrolling

SCHRITT 1: Setzen Sie sich und Ihren Praxismitarbeitern klare Praxisziele, die für das Praxisteam meßbar und erreichbar sind.

SCHRITT 2: Nutzen Sie Ihre (zeitnahe) Buchführung als Basis für Planung, Analyse und Kontrolle.

SCHRITT 3: Machen Sie mit Praxiscontrolling den besten Weg zur Erreichung Ihrer Praxisziele ausfindig.

SCHRITT 4: Bauen Sie mit einfachen Instrumenten ein effektives Praxiscontrolling auf.

SCHRITT 5: Reagieren Sie bei Planabweichungen möglichst sofort. Je schneller Sie korrigieren, um so größer Ihr Erfolg und um so kleiner der Schaden.

SCHRITT 6: Betreiben Sie keine „Pfennigfuchserei": Denken Sie in Kosten-Nutzen-Relationen.

SCHRITT 7: Beziehen Sie Ihre Praxismitarbeiter in die Planung ein: Praxiscontrolling lebt von der Kommunikation.

SCHRITT 8: Denken Sie mehr über das nach, was möglich ist, als darüber, was nicht zu realisieren ist. Das ist effektiv, spart Zeit und Kosten.

SCHRITT 9: Behalten Sie den Soll-Ist-Vergleich ständig im Auge. So wissen Sie immer, wo Sie stehen.

SCHRITT 10: Nutzen Sie einen kompetenten, sachverständigen Berater.

Welchen Nährwert diese Zahlenwerke für den Arzt haben, zeigen nachfolgende Beispiele:

Was kostet eine Helferin?

Ausgangslage:

Eine Helferin erhält DM 2.500,- brutto / Monat plus Weihnachtsgeld. Insgesamt also im Jahr DM 32.500,-.

Sie als Arzt müssen DM 39.000,- hierfür aufbringen.

Bei einem Fallwert von DM 50,- bedeutet dies, daß ein Arzt

    195 Fälle pro Quartal oder

    780 Fälle im Jahr behandeln muß,

um seine Helferin auszahlen zu können.

Was kosten die Praxisräume tatsächlich?

Ausgangslage:

Die Räume kosten DM 1.500,- / Monat plus DM 550,- / Monat Nebenkosten.

Das ergibt im Jahr DM 24.600,-.

Bei einem Fallwert von DM 50,- bedeutet dies, daß ein Arzt

    123 Fälle pro Quartal oder

    492 Fälle im Jahr behandeln muß,

um seine Praxismiete zahlen zu können!

> **Was kostet ein vierwöchiger Urlaub?**

Zu berücksichtigen sind Ihre laufenden Praxiskosten plus die Reisekosten.

In Zahlen bedeutet dies mitunter, daß Ihr Urlaub schnell DM 30.000,- Kosten verursacht;
nämlich monatliche Praxiskosten von ca. DM 20.000,-
und Urlaubskosten von DM 10.000,-.

Tip:
Oftmals sind Kurzurlaube für eine Einzelpraxis kostengünstiger. ⬦TIP⬦

Eine falsche Urlaubsplanung kann bei rückläufigem Umsatz der schnellste Weg in die Krise sein (beispielsweise am Anfang eines Quartals).

Allein diese kleinen Zahlenspiele zeigen Ihnen, wieviel Patienten von Ihnen behandelt werden müssen, bevor Sie Ihre erste Mark verdient haben.

Beispiele für Entscheidungen bei denen ein guter Datenpool hilft:

> **Kooperation ja oder nein?**
> **oder**
> **Assistent ja oder nein?**

Im Falle einer Kooperationsplanung bzw. Entscheidung für einen Assistenten sind zwei Kriterien für die richtige Entscheidung maßgebend.

Schritt 1:

- Prüfen Sie, ob eine Umsatzausweitung erfolgen kann.
- Falls diese Möglichkeit nicht besteht, ist zu prüfen, ob evtl. Kürzungen aus (Einzel)Praxisbudgets frei werden.

Falls auch diesbezüglich Fehlanzeige –

Schritt 2:

Ist keine Umsatzausweitung möglich, ist nachfolgende Überlegung wichtig:

- Wieviel kann der Arzt von seinem Gewinnanteil abgeben, um sich einen Assistenten oder Kooperationspartner leisten zu können?

Tip:
Ermitteln Sie Ihre Privatausgaben sowie Ihren notwendigen Privatanteil (bitte hierzu auch Checkliste Privatausgaben verwenden) und den Ihres zukünftigen Partners. Wenn die Summe beider Privatanforderungen identisch mit dem zu erwartenden Gewinn ist, ist finanziell alles im grünen Bereich. Falls nicht, überprüfen Sie nochmals Ihr Vorhaben. Ihre Arbeitsbeanspruchung (Fallzahl) kann kein alleiniger Grund für eine Kooperation oder Einstellung eines Assistenten sein.

Nicht fehlen dürfen an dieser Stelle einige Hinweise zu Ausgaben im Privatbereich.

2.8 Privatentnahmen

Damit Sie oder Ihre Familie DM 40,- ausgeben können, muß Ihre Praxis DM 100,- erwirtschaften (Dieser Kernsatz gilt mit diesen Zahlen natürlich nur für Praxen, die einen Kostensatz von 60 % haben). Wenn Ihre Ausgaben höher liegen, überschreiten Sie Ihr verfügbares Einkommen.

Immer häufiger müssen gerade Ärzte erkennen, daß sie mit dem verfügbaren Einkommen nicht mehr auskommen. Oft fehlt der finanzielle Überblick, das Zahlenwerk der Ausgaben ist nur nebulös bekannt. „Für die Finanzen ist meine Frau zuständig", lautet eine beliebte Ausrede. In der Vergangenheit hat sich diese Art von Sorglosigkeit nicht gerächt. Aber bei einem Punktwerteverfall von nur 20 % bedeutet dies bei gleichen Kosten ein um ca. 40 % geringeres verfügbares Einkommen. Da der Arzt die Höhe seiner Einnahmen erst nach Abgabe seiner Honorarabrechnung erfährt, und zwar erst drei bis sechs Monate nach Erbringung der Leistung, bedeutet dies bei gleichbleibenden Entnahmen, daß das Kontokorrentkonto stark belastet ist. Die Konsequenzen kennen vor allem diejenigen, die unter den horrenden Kosten leiden, welche durch die Überziehungszinsen in diesem Bereich verursacht werden.

Hier ist die Lösung: das **Privatcontrolling**.

Erstellen Sie für sich einen Privatcheck unabhängig von steuerlichen Betrachtungen oder Zuordnungen zur Praxis (z.B. Tilgung Praxisdarlehen, Lebensversicherungsbeitrag für LV des Praxisdarlehens). Bedenken Sie: Alle diese Beträge müssen zuerst einmal von Ihnen aufgebracht und daher auch erfaßt werden. Je gründlicher Sie Ihre Ausgaben erfassen, um so eher und genauer können Sie Ihr Einsparpotential definieren.

Was im einzelnen Ihrem Privatbereich zuzuordnen ist, entnehmen Sie den nachfolgenden Checklisten „Privatausgaben".

Als Gegencheck zu Ihren festgestellten Privatausgaben (fP) dient die Summe aus Ihrem Gewinn vor Steuern (G) und allen Abschreibungen (AfA). Die Differenz der resultierenden Beträge zeigt Ihnen auf, ob Sie eine Unterdeckung oder Überdeckung erreicht haben.

Berechnungsformel: fP − (G + AfA) = Über- / Unterdeckung

Im Falle einer Unterdeckung sind Sie gezwungen, im Privatbereich einzusparen,
im Falle einer Überdeckung können Sie zusätzliches Geld anlegen oder ausgeben.

Die folgenden Checklisten sollen Ihnen helfen, Ihre Privatausgaben zu errechnen. In einigen Bereichen sind sicherlich Schätzungen erforderlich, Sie sollten jedoch in Ihrem eigenen Interesse möglichst realistische, ehrliche und genaue Werte eintragen.

Checkliste: Privatausgaben I (Wohnung / Haus)

Wohnung / Haus	Betrag je Monat in DM	Betrag je Jahr in DM	voraussichtliche Veränderungen	Einsparmöglichkeiten
Miete				
Allgemeine Kosten				
Heizkosten				
Reparaturen				
Mieteinnahmen				
Darlehensrate				
Bausparvertrag / Ansparvertrag				
...				

Checkliste: **Privatausgaben II** (Versicherungen)

Versicherungen	Betrag je Monat in DM	Betrag je Jahr in DM	voraussichtliche Veränderungen	Einspar- möglichkeiten
Lebensversicherung - I				
Lebensversicherung- II				
Krankenversicherung				
Krankentagegeld				
Krankenhaustagegeld				
Unfall				
Haftpflicht				
Rechtsschutz				
Hausrat				
Reisegepäck				
Versorgungswerk				
...				

Checkliste: **Privatausgaben III** (Transport)

Transport	Betrag je Monat in DM	Betrag je Jahr in DM	voraussichtliche Veränderungen	Einspar- möglichkeiten
Bahn / Bus / Taxi				
Treibstoff / Öl				
Kfz-Versicherung				
Reparaturen				
Leasingraten				
Darlehen Kfz				
Sonstige Anschaffungen				

Checkliste: Privatausgaben IV (Haushalt)

Haushalt	Betrag je Monat in DM	Betrag je Jahr in DM	voraussichtliche Veränderungen	Einspar- möglichkeiten
Lebensmittel				
Haushalt allgemein				
Bekleidung / Schuhe				
Freizeit / Ferien				
Anschaffungen				
Arzt / Zahnarzt				
Telefon				
Radio / Fernsehen				
Geschenke				
Strom				
Restaurant				
Haushaltshilfe				
Andere Ausgaben				
...				

Checkliste: Privatausgaben V (Diverses)

Diverses	Betrag je Monat in DM	Betrag je Jahr in DM	voraussichtliche Veränderungen	Einspar- möglichkeiten
Weiterbildung				
Steuern				
Spenden				
Sparverträge				
Abzahlungen				
Spar- / Ratenverträge				
Unterhalt				
...				

3. Sparbeispiele für die Arztpraxis

Alles, was im Zusammenhang mit der Funktion einer Praxis beschafft werden muß, verursacht Kosten. Zur Orientierung sei an dieser Stelle vorab eine Abschätzung der durchschnittlichen Gesamtbelastung gegeben, bevor wir uns mit den Einzelbeispielen im Detail beschäftigen.

Es geht für Sie um Millionen

Einer der ersten, größeren Posten ist die Einrichtung – ungefähr DM 150.000,- werden dafür im Schnitt ausgegeben. Weiter geht es mit der Beschaffung von diagnostischen und therapeutischen Geräten, Büromaschinen, neuen Einrichtungsgegenständen usw. Im Durchschnitt kommt dafür in 25 Praxisjahren schnell die stolze Summe von insgesamt rund DM 600.000,- zusammen.

Ähnlich sieht es beim Kauf eines Praxisanteils oder einer Einzelpraxis aus.

Hinzu kommt der Materialverbrauch – von Ultraschallgel, Krepp für die Liege und Teststreifen für das Labor über Tupfer, Radiergummi, Toner für den Kopierer bis hin zur Glühbirne. Im Schnitt werden dafür pro Jahr circa DM 15.000,- ausgegeben. Das macht in 25 Jahren stolze DM 375.000,-. Das heißt, der Beschaffungswert der Praxis und der Materialien beträgt schon fast eine Million Mark, wahrlich kein Taschengeld.

Doch ausschließlich die Wirtschaftsgüter zu betrachten reicht nicht aus. Natürlich müssen noch die Raumkosten mit eingerechnet werden. Wenn man dafür DM 24.000,- (Bundesdurchschnitt pro Jahr) veranschlagt, so ergibt sich daraus die Zwischensumme von DM 600.000,-. Insgesamt liegen wir bei der Betrachtung eines 25-Jahres-Zeitraums bereits bei rund 1,5 Millionen Mark.

Personalkosten sind ebenfalls zu berücksichtigen. Rechnet man für diesen Posten im Durchschnitt nur DM 100.000,- pro Jahr, so kommt man auf ein stattliches (Beschaffungs)Volumen von sage und schreibe DM 2.500.000,- in 25 Praxisjahren. Letztendlich erreicht ein Praxisinhaber im Durchschnitt so die stolze Summe von 4 Millionen Mark für Gesamtinvestitionen. War Ihnen diese Größenordnung bewußt?

Nehmen wir nun einmal an, Sie würden Ihre Kräfte darauf konzentrieren, in diesem Bereich zu sparen, schon im Vorfeld die richtigen Entscheidungen zu treffen, optimal zu verhandeln und alle Möglichkeiten auszuschöpfen, die Sie nutzen können. Sie könnten dadurch schätzungsweise eine Minderung der Beschaffungskosten von rund 10 % erreichen. Das entspräche einem Betrag von immerhin rund DM 400.000,-. Nehmen wir an, Sie würden das eingesparte Geld nicht für einen angenehmeren Lebensstil einsetzen, sondern für Ihre Altersversorgung beiseite legen, so ergäbe sich allein aus diesem Kapital eine zusätzliche Rente von mehr als DM 2.000,- monatlich. Würden wir nunmehr auch eine Verzinsung dazurechnen und davon ausgehen, daß Sie bereits von Anfang an diese Einsparquote erreichen, wäre sogar eine Verdoppelung der Einsparsumme und damit der Zusatzrente zu erreichen.

Das dürfte den Unterschied zwischen einem Ruhestand mit Geldsorgen und einem Lebensabend in bescheidenem Wohlstand ausmachen. Wenn Sie genügend Energie für die richtigen Sparstrategien aufwenden, könnte das bedeuten, daß Sie den Winter des Jahres 2015 nicht in Cloppenburg, Bielefeld, Chemnitz oder Schwerin verbringen müssen, sondern das milde Mittelmeerklima auf der eigenen kleinen Finca in südlicheren Gefilden genießen können.

Kurzanalyse Ausgaben für eine Praxis (Zeitrahmen: 25 Jahre)	im Durchschnitt pro Jahr	Gesamtsumme
Einrichtung Nachinvestitionen, Ersatzinvestionen therapeutische und diagnostische Geräte	in der Regel einmal nach Bedarf	150.000 DM 600.000 DM
Materialien	15.000 DM	375.000 DM
Raumkosten	24.000 DM	600.000 DM
Personal	100.000 DM	2.500.000 DM
Gesamtsumme		4.225.000 DM
hiervon 10 % Einsparpotential		422.500 DM

Hat diese Kurzanalyse Ihr Interesse geweckt?

Nehmen Sie sich nun die Zeit und überprüfen Sie anhand eines Kurzchecks, wieviel Einsparpotential Sie bei sich erkennen, um Ihre persönliche Zusatzrente aufzubessern.

Als Hilfsmittel verwenden Sie bitte Ihre letzte Gewinn- und Verlustrechnung und den Anlagenspiegel (Inventarverzeichnis). Hier finden Sie alle notwendigen Angaben, um die folgende Kurzcheckliste auszufüllen.

Anmerkungen zum Ausfüllen der Checkliste:
- Anschaffungen
  Hier werden Beträge eingesetzt, die als Ersatz-oder Zusatzinvestitionen anstehen.

- Personal
  Hier werden Beträge eingesetzt, die Sie als Gesamtsumme in der Gewinn- und Verlustrechnung in der Sparte Personal finden.

- Raumkosten
  Hier werden Beträge eingesetzt, die Sie als Gesamtsumme in der Gewinn- und Verlustrechnung unter Raumkosten (Miete plus Nebenkosten) finden.

- Sonstige Kosten
  Dies ist die Differenz, die sich aus der Berechnung Gesamtkosten minus Gesamtposition „AfA (Abschreibung)" minus Personalkosten minus Raumkosten ergibt.

Kurzcheckliste: Einsparpotential	
	Anstehende Anschaffungs- / Beschaffungskosten in DM
Anschaffungen	
Personal	
Sonstige Kosten	
Gesamt	

Multiplizieren Sie nun die Summe mit der Anzahl der noch verbleibenden Praxisjahre und Sie werden den Betrag erhalten, der für Sie auf dem Spiel steht.

Bestimmen Sie Ihr Einsparpotential selbst!

Sparen ja, aber wie?

Befassen wir uns nun mit den konkreten Möglichkeiten, wie die Arztpraxis sinnvoll sparen kann.

Die in Kapitel 3 aufgeführten Sparmaßnahmen beruhen auf den Erfahrungen, die von den Autoren in vielen Arztpraxen gesammelt wurden. Die Sparbeispiele erheben natürlich keinen Anspruch auf Vollständigkeit. Das kann schon deshalb nicht sein, weil die Einsparpotentiale nahezu unendlich sind. Der Kreativität, der Sparsamkeit oder auch dem Geiz sind schließlich keine Grenzen gesetzt. Die Beispiele sollen zum Nachdenken anregen, sollen die eigene Sparbereitschaft wecken und Anstoß dafür sein, selbst weitere, individuelle Maßnahmen zur Kostensenkungs zu finden und einzuleiten.

Die nachfolgenden Beispiele sind nicht alle gleichwertig. Es sind Kleinigkeiten darunter, aber auch große Kaliber. Manches ist letztlich eine Frage der Einstellung – was der eine noch als unabdingbare Grundausstattung empfindet, hält der nächste schon für verschwenderischen Luxus. Insofern enthalten wir uns auch weitestgehend einer persönlichen Bewertung der verschiedenen Maßnahmen.

Schließlich sind auch nicht alle Sparprogramme gleich bequem. Manche sind mit Mehrarbeit verbunden. Einige verursachen einen dauerhaften Aufwand an Zeit oder Energie, andere zumindest zeitweise. Für etliche muß man sich von liebgewonnenen Gewohnheiten trennen, andere wiederum erfordern ein unangenehmes Durchsetzen gegenüber Dritten, z.B. Vertragspartnern.

Auch sind nicht alle Aktionen gleich leicht durchführbar. Die eine ist problemlos schon im nächsten Augenblick zu realisieren, die nächste kann allmählich eingeführt werden, eine andere benötigt eine längere Vorbereitungszeit, bevor sie wirksam wird.

Letztendlich gibt es sogar welche, die nur funktionieren, wenn Arzt und Mitarbeiter dabei über längere Zeit an einem Strang ziehen.

Vor allem aber sind nicht alle Maßnahmen zur Kostensenkung gleich notwendig. Je dringender die Notwendigkeit zum Sparen ist, um so wichtiger ist es allerdings, daß Sie sich selbst mit den kleinen, unangenehmen, mit den schwierigen Sparressourcen beschäftigen.

Zahlreiche Beispiele für Einsparmöglichkeiten finden Sie auf den nächsten Seiten. Arbeiten Sie möglichst alle Kapitel druch. Sie können jedoch mit dem für Sie besonders interessanten Punkten beginnen.

Die einzelnen Sparvorschläge in diesem Buch sind nach ihrer zeitlichen Umsetzbarkeit am Seitenrand markiert:

      (**S**) = **Sofort**

      (**M**) = **Mittelfristig;**

      (**L**) = **Langfristig**

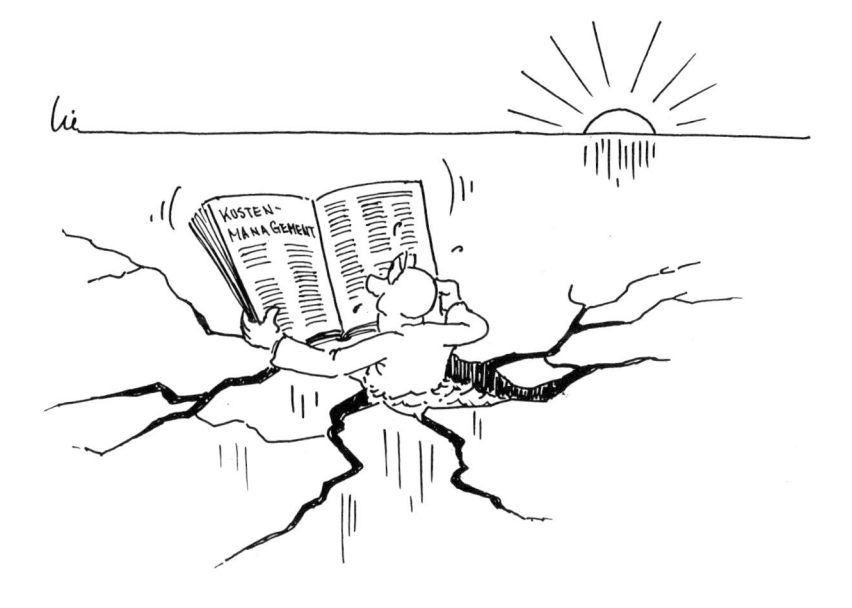

3.1 Ausstattung

Die Ausstattung und Einrichtung der Praxis ist ein wesentlicher Organisations- und Imagefaktor. Sich in diesem Bereich Fehler zu leisten, hat negative Auswirkungen auf Arbeitsabläufe, Patientenzufriedenheit und Betriebsklima. Das wissen die Ärzte für gewöhnlich schon vor der Niederlassung. Die es nicht wissen, dürfen es dann von Einrichtungsberatern „lernen", die stets die passenden Argumente parat haben, um teures Mobiliar an den Mann zu bringen.

3.1.1 Neueinrichtung und Gestaltung der Praxis

Wenn Einrichtung und Ausstattung unnötig hohe Kosten verursachen, ist das oft darauf zurückzuführen, daß sehr viele Ärzte aus Mangel an Zeit und Erfahrung die Einrichtung Ihrer Praxis den darauf spezialisierten Profis überlassen. Leider sind diese Spezialausstatter nur in Preisfragen sehr professionell. Nicht selten werden fertige Pläne aus der Schublade geholt und wird mit den immer gleichen Argumenten – man will ja schließlich Eindruck machen – angehenden Ärzten das Geld aus der Tasche gezogen.

Die Energie vieler Einrichtungsberater erschöpft sich in erster Linie in der Argumentation für teure Ausstattung und nicht in Überlegungen für eine rationelle Ablaufgestaltung. Das ist schon daran zu erkennen, daß in vielen Praxen zwar Edelholzfurniere an den Anmeldungstheken zu finden sind, aber keine Steharbeitsplätze.

Das heißt natürlich nicht, daß alle Einrichtungsberater Schlitzohren und nur billige Einrichtungsvarianten die einzig richtigen sind. Mit einer sinnvollen und positiven Gestaltung hebt sich die Praxis schließlich von anderen ab. Insofern hat eine durchdachte und ansprechende Gestaltung nicht zu unterschätzende Auswirkungen auf den Erfolg der Praxis. Hierauf keinen oder nicht ausreichend Wert zu legen, hieße daher, wirklich am falschen Ende zu sparen. Das Ziel muß schließlich lauten, Gewinn zu machen, mit einfachen Mitteln ein Optimum an gewünschter Wirkung zu erzielen. Deshalb ist es unerläßlich, sich vor einer Neueinrichtung oder Renovierung konkret Gedanken über die gewünschte Wirkung zu machen.

Bedenken Sie, daß eine optimale Gestaltung des Praxisambientes dem Patienten bereits vor der Behandlung einen vorteilhaften Eindruck verschaffen soll. Dieser erste Eindruck bestimmt den Grad des Vertrauensvorschusses, den der Patient dem Arzt entgegenbringt. Eine gut gestaltete Praxis nimmt dem Patienten Angst und Hemmungen und fördert das Wohlbefinden. Das richtige Ambiente hilft, beim Patienten Barrieren abzubauen, dadurch wird er offen für die Therapie und kann die Behandlung streßfrei annehmen.

Eine positive Beeinflußung der Patientenstimmung zu erreichen, gelingt oft mit sehr einfachen und preiswerten Mitteln. Hier können also Kosten eingespart werden, wenn man die folgenden (ausschlaggebenden) Ausstattungsfaktoren zu nutzen weiß:

- Farbe
- Licht
- Duft

Wenn Sie einige Grundprinzipien bei der Einrichtung und Austtattung der Praxis bzw. bei Renovierungen berücksichtigen, sind erhebliche Einsparungen möglich.

3.1.2 Sinnvoller Einsatz von Farbe

Oft unterschätzt in Ihrer Wirkung wird die Farbe – vor allem in medizinischen Einrichtungen, also auch in Arztpraxen. An den Wänden dominiert meist die langweiligste Farbe, die es gibt: weiß. Kein Wunder, daß das Bedürfnis entsteht, durch die (oft teure) farbige Gestaltung der Möbel ein Gegengewicht zu schaffen. Dabei wäre es wesentlich kostengünstiger, die gewünschte Stimmung durch eine (preiswerte) Farbgebung der Wände zu erreichen. Sie dürfen jedoch nicht übersehen, daß die gewählte Farbe mit der Funktion des Raums korrespondieren muß.

Jede Farbe hat, wie folgende Tabelle zeigt, eine spezifische (Raum-)Wirkung, deshalb können durch Farben unterschiedliche Stimmungen erzeugt werden. Um eine positive Atmosphäre zu erzeugen, ist Farbe also ein wesentlicher Gestaltungsfaktor.

	von oben	von der Seite	von unten
Orange	deckend	wärmend	erregend
Rot	schwer	aggressiv	bewußt machend
Braun	schwer	erdhaft	sichernd
Hellblau	leicht	kalt	fremd
Blau	deckend	vornehm	vertiefend
Violett	lastend	magisch	besonders
Gelb	blickführend	irritierend	öffnend
Weiß	leer	leer	unbegehbar

Durch die richtige Auswahl der Farben eines Raums kann sogar die von den Patienten empfundene Raumtemperatur beeinflußt werden. So darf in einem mit warmen Farbtönen gestalteten Raum die Heizung ca. zwei Grad niedriger eingestellt sein als in weiß oder kaltblau gestalteten Räumen.

(L) Eine nicht zu unterschätzende Rolle spielt in diesem Zusammenhang auch die stoffliche Beschaffenheit einer Fläche. Ein glänzender PVC-Boden, gleich welcher Farbe, wird fast immer als kalt empfunden. Gummiböden oder Textilflächen wirken hingegen eher warm, unabhängig von der Farbe. Allein aus diesem Wissen lassen sich interessante Sparmöglichkeiten ableiten.

(M) Durch eine entsprechende Anordnung von Farben kann man einen Raum optisch vergrößern oder verkleinern, ihn höher oder niedriger erscheinen lassen. „Anstreichen statt Wände einreißen" könnte daher in manchen Fällen die kostensparende Devise lauten.

Optimal ist es, wenn die Farbgestaltung aller Räume einem Gesamtkonzept unterliegt. Selbst wenn Sie dazu eine Beratung in Anspruch nehmen, die zunächst weitere Kosten verursacht, kann sich diese Investition auf lange Sicht doppelt lohnen: Sie sparen, weil Renovierungen weniger oft nötig sind, und Sie gewinnen, weil Patienten, Arzt und Mitarbeiter sich wohler fühlen.

Eine weitere Sparvariante ergibt sich, wenn man den Praxismöbeln durch Farbe neuen Glanz verleiht. Anstatt alte Praxismöbel wegzuwerfen, werden sie durch einen neuen Anstrich oft erst edel gestaltet. Mit modernem Parkettlack überzogen sind sie außerdem noch unempfindlich. Schon so manche unscheinbare alte Medikamentenvitrine, farblich aufgepeppt und mit einer kleinen Steinsammlung bestückt, wurde dadurch zum vielbestaunten optischen Mittelpunkt von Wartezimmern. Auch verschlissene Anmeldungstheken können mit Hilfe von frischer Farbe und aufgeleimten Buchenbrettern zu neuen Ehren gelangen.

3.1.3 Die richtige Beleuchtung

Eine ebenso große Rolle wie die Farbe spielt die Beleuchtung. Auch hier können durch eine falsche, unüberlegte Ausstattung finanzielle oder Imageschäden angerichtet werden. Andererseits sind gerade in diesem Bereich Geld und Kosten zu sparen, wenn einige Dinge beachtet werden.

Setzen wir bei der Außenbeleuchtung an. Bereits hier können ansprechende oder abweisende Effekte erzielt werden. Es gibt eine alte Werbeweisheit: „Licht lockt Leute". Sie gilt mit gewissen Abstrichen auch für die Arztpraxis. Als Arzt ist es Ihnen in unseren Landen zwar untersagt, eine Leuchtreklame anzubringen, ein optimal beleuchtetes Praxisschild hat aber den gleichen Effekt. Andererseits wird ein noch so teures Praxisschild kaum besondere Wirkung entfalten, wenn es nicht angestrahlt wird. Besser also ein schlichtes Praxisschild, das optimal beleuchtet ist.

Darüber hinaus hat Licht eine noch viel wichtigere Funktion: es übt eine positiv stimulierende Wirkung auf kranke und gesunde Menschen aus. Außerdem setzt eine geschickte Beleuchtung raumgestalterische Akzente und schafft somit erst die besondere Atmosphäre eines Raums.

Licht, richtig installiert und dosiert, fördert das Wohlbefinden und schafft zudem optimale Arbeitsbedingungen. Eine bessere (nicht teurere) Beleuchtung in den Praxisräumen kann somit Arbeitsausfälle verhindern und damit wesentlich mehr Kosten sparen, als bei der ersten, oberflächlichen Behandlung der Thematik zu vermuten wäre.

Tageslicht ist naturgemäß die wichtigste, preiswerteste und meist auch angenehmste Lichtquelle. Tageslicht sollte deshalb prinzipiell genutzt werden.

(M) Problematisch ist in Arztpraxen manchmal die Erfordernis, unerwünschte Einblicke durch die Fenster zu verwehren. Hier beeinträchtigen unüberlegte Sichtschutzmaßnahmen wie z.B. teure, wetterfeste Metallamellen außen vor den Fenstern schnell die Qualität des Tageslichts. Einfache, kostengünstige Lamellenvorhänge innen, völlig undurchsichtig und in allen Farben erhältlich, reflektieren und verstärken das einfallende Licht. Sie bieten sich deshalb in vielen Fällen als adäquate Lösung an.

Tageslicht ist in unseren Breiten allerdings keine verläßliche Größe. Zusätzlich wird deshalb in jeder Praxis Kunstlicht vonnöten sein. Hier steht uns heute eine große Anzahl verläßlicher und individueller Gestaltungsmöglichkeiten zur Verfügung. Allerdings sind die erforderlichen Ausgaben sehr unterschiedlich. Wer auf diesem Feld sparen möchte, der muß sich dem Thema wohlüberlegt nähern.

(S) Die unter Kostengesichtspunkten oft günstigste Kunstlichtvariante stellen Leuchtstoffröhren dar. Mit ihnen lassen sich auch größere Räume besonders gut und gleichmäßig hell ausleuchten. Allzu preiswerte Versionen verfügen allerdings über eine Farbtemperatur, die ein kaltes gelbliches Licht erzeugt. Ein neutrales oder warmes Licht, das dem Tageslicht ähnlich ist, wird nur von den besseren, teureren Röhren erzeugt. Die Hauptvorteile von Leuchtstoffröhren sind der geringe Energieverbrauch und die lange Lebensdauer. Deshalb wurden sie in den letzten Jahren verstärkt in Form von Energiesparlampen angeboten, die in herkömmliche Glühlampenfassungen eingeschraubt werden.

Leider gibt es diese Exemplare fast nur in kalt wirkender, leicht blendender Ausführung. Nachteile der Leuchtstoffröhren sind darüber hinaus der eventuell wahrnehmbare Stroboskopeffekt, das technisch bedingte leichte Brummen (bei zu billigen Lösungen) und die fehlende Möglichkeit der Dimmung.

(TIP) Auf allzu billige Angebote sollten Sie verzichten. Derartige Leuchten sind zwar schon für deutlich weniger als DM 10,- zu bekommen, sie beinhalten jedoch manchmal radioaktive Substanzen und flackern häufig. Markenprodukte mit elektronischem Vorschaltgerät flackern nicht, verzichten auf radioaktive Inhaltsstoffe, haben eine höhere Lichtausbeute und meist auch eine längere Lebensdauer. Derartige Leuchten sind bereits für ca. DM 20,- erhältlich.

Die optisch nachteiligen Effekte der Energiesparlampen, insbesondere Flackern und Blenden, sollten unbedingt berücksichtigt werden. Denn sonst führt der Sparversuch aus Sicht der Patienten zu unangenehmen Aufenthalten, und das hieße wiederum Sparen am falschen Ende.

Eine völlig andere Technik und andere Eigenschaften weisen Glühlampen auf. Diese ältesten elektrischen Leuchtkörper sind durch ihre angenehme Farbtemperatur besonders gut zur Farbwiedergabe geeignet. Glühlampen schaffen eine behagliche persönliche Atmosphäre. Ihr Licht unterstreicht die Wirkung warmer, beruhigender Farben und läßt durch den relativ hohen Gelb-Rot-Anteil im Spektrum die Hautfarbe der Patienten angenehm wirken. Glühlampen sind ein universelles Gestaltungsmedium, weil es sie heute in zahlreichen, unterschiedlichen Form-, Farb- und Helligkeitsvariationen gibt. Durch Dimmen der Lichtstärke bekommen Sie eine zusätzliche Gestaltungsmöglichkeit an die Hand.

Trotz des recht niedrigen Anschaffungspreises schneiden die Glühbirnen gegenüber den Energiesparlampen schlecht ab, wenn man die Kosten über einen längeren Zeitraum vergleicht.
Energiesparlampen sind zwar teurer als herkömmliche Glühbirnen, sparen jedoch nicht nur Energie, sondern haben auch eine rund zwölffach längere Lebensdauer.

Auch wenn man Umweltschutzaspekte einmal ausklammert, lohnt sich hier das Energiesparen auf jeden Fall, wie die folgende Beispielrechnung verdeutlicht.

	Energiesparlampe	100 W Glühbirne
Brenndauer	1 Lampe	12 Lampen
	12.000 Stunden	je 1000 Stunden
Stromverbrauch	240 kWh	1200 kWh
Stromkosten		
(bei -,30/kWh)	DM 72,-	DM 360,-
Lampenpreis	DM 17,50	DM 14,40 (12x1,20)
Gesamtkosten	DM 98,50	DM 374,40
Einsparung	**DM 275,90**	

TIP Zum Sparen weniger geeignet ist die modernste Form der Raumbeleuchtung: Niedervoltglühlampen mit Halogenfüllung. Diese Leuchten sind inzwischen ebenfalls in nahezu unbegrenzter Vielfalt erhältlich und relativ preiswert. Sie geben aber grundsätzlich ein intensives, hartes Licht. Blendung durch falsch angebrachte Halogenstrahler kann sogar gesundheitsschädigend wirken.

Außerdem ist die Lebensdauer der Halogenlampen meist sehr begrenzt, sie sollten daher eher sparsam eingesetzt werden.

3.1.4 Beduftung der Praxisräume

S Die preiswerteste Möglichkeit der „Stimmungsmache" ist eine, die bisher in nur wenigen Praxen genutzt wird: die aktive Beduftung.

Dabei wußten bereits die Menschen in den alten Hochkulturen Ägyptens und Chinas über die Wirkung ätherischer Öle Bescheid. Was früher für die Mehrheit unerschwinglicher Luxus war, steht heute der Allgemeinheit für wenig Geld zur Verfügung. Schon vor 5000 Jahren war bekannt, daß wohlriechende Düfte nicht nur die Phantasie beflügeln, Stimmungen verändern und das Schmerzempfinden mindern, sondern auch die Sinne schärfen und zu mehr Wohlbefinden verhelfen können.

! Die psychische Wirkung von Düften wird seit einigen Jahren, besonders in den Vereinigten Staaten, gezielt zur Beduftung von Produkten, Geschäfts- und Verhandlungsräumen eingesetzt. Bei der Beschaffung der Duftöle ist jedoch Vorsicht geboten. Etlichen seriösen Anbietern mit wertvollen und infolgedessen relativ teuren Essenzen stehen einige unseriöse Geschäftemacher gegenüber, die mit billigen Parfümölen oder synthetischen Duftstoffen die schnelle Mark verdienen wollen. In harmlosen Fällen verursachen diese Mixturen nur Kopfschmerzen, ungünstigenfalls können sie auch Allergien oder Krampfanfälle auslösen. Hier unbedacht zu sparen ist schon deshalb nicht geboten, weil die Raumbeduftung – trotz der hohen Preise einiger Öle – insgesamt eine preiswerte Aktion ist.

Nachstehend haben wir für Sie einige Mischungen (Tr. = Tropfen) aufgeführt, die sich besonders für einfache Duftlampen in der Arztpraxis eignen:

<TIP>

---

1 Tr. Honig, 3 Tr. Mandarine, 2 Tr. Zimt:
erfrischend, aufheiternd, gut geeignet für Kinderarztpraxen

1 Tr. Myrte, 1 Tr. Rose, 2 Tr. Weihrauch, 2 Tr. Zeder:
harmonisierend, macht gelassen, raumreinigend, geeignet für alle Fachrichtungen

2 Tr. Zirbelkiefer, 5 Tr. Zitrone:
desinfizierend, klärend, raumreinigend, angenehm bei Erkältungssymptomen; besonders gut geeignet für das Wartezimmer von Praktikern während einer Erkältungswelle

6 Tr. Orange, 4 Tr. Citronella, 3 Tr. Rosmarin,
3 Tr. Weihrauch, 3 Tr. Geranie:
angenehm, gut verträglich; hilft auch gegen Übelkeit während der Schwangerschaft

---

Mit Düften sollten Sie nie verschwenderisch umgehen, weil Sie mit „penetrantem Geruch" auch den gegenteiligen Stimmungseffekt verursachen können. Intelligente Raumbeduftung bedeutet immer, den Geruch an der Grenze des Wahrnehmbaren und damit gleichzeitig die Kosten gering zu halten.

Um den Duft möglichst gleichmäßig im Raum zu verteilen, können Sie sich mehrerer Methoden bedienen. Eine dekorative und zugleich preiswerte Möglichkeit, ist die Aufstellung von Schalen mit getränkten Blättern. Der Dufteffekt ist jedoch eher schwach. Das am häufigsten angewandte Verfahren ist die Raumbeduftung mit einfachen Duftlampen. Sie sind dekorativ, preiswert, unkompliziert und sehr effektiv. Inzwischen gibt es sogar spezielle Beduftungsgeräte. Der Dufteffekt ist meistens hervorragend, sie sind jedoch in der Anschaffung relativ teuer und daher weniger zu empfehlen.

(S)

3.1.5 Beschallung statt Umbau

Ein Ausstattungsproblem vieler Praxen hat seine Ursache in der „modernen" Bauweise, die entsprechende Schallschutzmaßnahmen erforderlich macht. Darauf wird oft mit kostenintensiven Maßnahmen reagiert. Wände werden verstärkt und doppelte, gepolsterte Türen eingebaut. Dabei gibt es eine sehr sparsame Möglichkeit, den Schall zu bekämpfen: Schall läßt sich am besten mit Schall begegnen.

Wenn in einem Raum gezielt Musik zugeschaltet oder die Lautstärke geregelt werden kann, so werden selbst bei dezenter Klangstärke keine Geräusche aus den Nebenräumen zu hören sein. Schaltet der Arzt vor dem Verlassen eines Raumes die Musik an oder stellt sie lauter, und in dem Raum, den er betritt, aus bzw. leiser, so können sämtliche Zimmer problemlos neu besetzt werden. Die Patienten sind mit einer angenehmen Geräuschkulisse versorgt, und es ist ein nahezu absoluter Schallschutz gewährleistet.

Einige Lautsprecher in den betreffenden Räumen, verbunden mit einem CD-Wechsler oder Radio an der Anmeldung, lösen dieses Problem in allen Bereichen nachhaltiger und günstiger als teure Baumaßnahmen.

Ob es sich beim Abspielen von Musik um eine öffentliche Vorführung handelt, ist umstritten. Es hat aber bereits Fälle gegeben, in denen Ärzte für die musikalische Hintergrundberieselung ihrer Patienten Gebühren an die GEMA entrichten mußten. Die Höhe belief sich bei mittelgroßen Praxen auf rund DM 150,- je Jahr. Es gibt allerdings auch Urteile von Amtsgerichten, die eine gegenteilige Meinung vertreten.

3.1.6 Weitere Anregungen

Vor allem die Liegenbezüge sollten in allen Praxisbereichen immer den Eindruck von Frische und Sauberkeit vermitteln. Dunkelbraune „Vertuschungsversuche" aus Frottee funktionieren nicht. Um Ekelgefühle bei Patienten gar nicht erst aufkommen zu lassen, bitte weißen Krepp oder Vlies auflegen. Vor allem die letztgenannte Variante ist preisgünstig, weil eine Vliesauflage – sofern aus hygienischen Gründen nichts dagegen spricht – nach einem Patientenbesuch einfach glattgestrichen werden kann und wieder wie neu aufgelegt aussieht. Bis zu 200 Mal können diese Auflagen gewaschen werden und kosten dennoch nur einen Bruchteil der Stoffbezüge.

Auch im Bereich des Wartezimmers können Kosten eingespart werden. Doch in diesem sensiblen Bereich sollten Sie mit Bedacht vorgehen. Wackelige Plastikstühle, ein altes Nierentischchen von der Patentante und als Lektüre „Mein Dackel und ich" sowie die Eduscho-Hauszeitung sind sicher eine billige, aber keine gute Lösung. Schließlich ist das Wartezimmer der Bereich, in dem sich die Patienten in der Regel am längsten aufhalten und deshalb die meisten Eindrücke aufnehmen. Aus diesem Grunde ist es wichtig, hier eine freundliche, angenehme Atmosphäre zu schaffen. Nachstehend sind einige Anregungen aufgeführt, wie das, ohne große Kosten zu verursachen, realisiert werden kann.

Im Wartebereich sollten optische Fixpunkte installiert werden, die zur Betrachtung anregen, wie z.B. Pflanzen oder Bilder. Pflanzen sind fast immer interessante Accessoires. Sie verursachen keine hohen Kosten, verbessern aber das Raumklima und helfen die eine oder andere Unzulänglichkeit im Mauerwerk zu verdecken, die sich ansonsten nicht oder nur mit hohem Aufwand beseitigen ließe.

Den Kindern, die in die Praxis kommen, sollte der Aufenthalt im Wartezimmer so angenehm wie möglich gemacht werden. Gerade sie empfinden die Wartesituation als besonders monoton und werden deshalb sehr schnell zum Störfaktor für andere Patienten. Bei der Auswahl des angebotenen Spielzeugs ist darauf zu achten, daß es pflegeleicht ist, einen hohen Spielwert hat und nicht zur Unannehmlichkeit oder gar Gefahr für andere Patienten wird. Verzichten Sie also auf Blechtrommeln, Kettcars oder Bauklötze, die zu Wurfgeschossen umfunktioniert werden können. Bei geringem Platzangebot haben sich Wandtafeln bewährt, auf denen mit „DUPLO"-Bausteinen gespielt werden kann. Der Nachteil bei dieser Art von Spielzeug ist jedoch, wie bei allen unbefestigten Teilen, die hohe Verlustrate. Auf jedem Kinderflohmarkt kann jedoch für wenig Geld Nachschub beschafft werden, der nach einem Schonwaschgang in der Waschmaschine wie neu aussieht.

TIP Ein preiswerter Service ist es, wenn im Wartezimmer Notizzettel ausgelegt werden. Vielen Patienten fallen während des Wartens Fragen ein, die sie im Sprechzimmer bereits wieder vergessen haben. Abgesehen vom Serviceaspekt verkürzt es die Wartezeit; zumindest wird es von vielen Patienten subjektiv so empfunden.

M Eine gute Alternative bzw. eine wichtige Ergänzung zum praxisüblichen Lesematerial (Tageszeitungen, Illustrierte) stellt der Wartezimmer-Ordner dar. In ein oder zwei Kunststoffordnern werden Zeitungsausschnitte, Kopien interessanter Artikel und Broschüren in Sichthüllen abgeheftet. Für wenig Geld hat man auf diese Weise eine die Patienten ansprechende Lektüre geschaffen, die auch einige nicht zu unterschätzende Marketingmöglichkeiten einschließt.

Als kostengünstiger Blickfang bietet sich im Wartezimmer eine Informationswand an. Daran können Plakate und sonstige Hinweise, z.B. Fahrpläne und Apothekennotdienstpläne, angebracht werden. Die Pflege und Aktualisierung dieser Wand ist jedoch eine unabdingbare Voraussetzung, soll nicht mit einer überfrachteten und unordentlichen Tafel ein negativer Eindruck vermittelt werden.

3.2 Berater

Ein nicht zu unterschätzender Ausgabenblock in vielen Arztpraxen sind die Kosten, die durch Honorare für externe Berater verursacht werden. Auch wenn diese Berater prinzipiell in der Lage sind, auf lange Sicht Kosten einzusparen, so gibt es dafür keine Garantie. Kosten können also hier zunächst einmal eingespart werden, wenn auf eine teuere Beratung verzichtet wird, die nicht den gewünschten Erfolg verspricht. Das Problem für viele Ärzte besteht natürlich darin, im Vorfeld die Erfolgsaussichten einzuschätzen. Dies ist nicht immer leicht, doch mit Hilfe der folgenden Checkliste dürfte sich die Chance erhöhen.

Checkliste: Zusammenarbeit mit Beratern

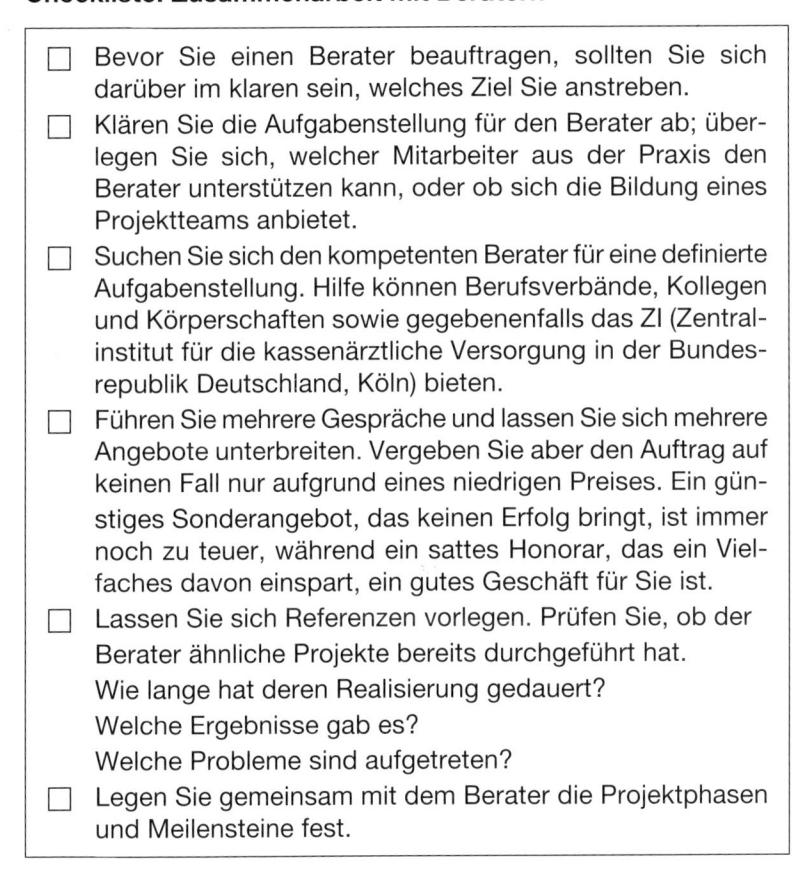

- [ ] Bevor Sie einen Berater beauftragen, sollten Sie sich darüber im klaren sein, welches Ziel Sie anstreben.
- [ ] Klären Sie die Aufgabenstellung für den Berater ab; überlegen Sie sich, welcher Mitarbeiter aus der Praxis den Berater unterstützen kann, oder ob sich die Bildung eines Projektteams anbietet.
- [ ] Suchen Sie sich den kompetenten Berater für eine definierte Aufgabenstellung. Hilfe können Berufsverbände, Kollegen und Körperschaften sowie gegebenenfalls das ZI (Zentralinstitut für die kassenärztliche Versorgung in der Bundesrepublik Deutschland, Köln) bieten.
- [ ] Führen Sie mehrere Gespräche und lassen Sie sich mehrere Angebote unterbreiten. Vergeben Sie aber den Auftrag auf keinen Fall nur aufgrund eines niedrigen Preises. Ein günstiges Sonderangebot, das keinen Erfolg bringt, ist immer noch zu teuer, während ein sattes Honorar, das ein Vielfaches davon einspart, ein gutes Geschäft für Sie ist.
- [ ] Lassen Sie sich Referenzen vorlegen. Prüfen Sie, ob der Berater ähnliche Projekte bereits durchgeführt hat.
  Wie lange hat deren Realisierung gedauert?
  Welche Ergebnisse gab es?
  Welche Probleme sind aufgetreten?
- [ ] Legen Sie gemeinsam mit dem Berater die Projektphasen und Meilensteine fest.

(S)

(S)

☐ Wenn Sie eine Beratung bei einer Gesellschaft kaufen, nehmen Sie in den Vertrag auf, wer die Leistung erbringt, d.h. welcher Berater als Ansprechpartner und Verantwortlicher für Sie zuständig ist. Andernfalls kann es vorkommen, daß der Senior mit seiner großen Erfahrung ein guten Eindruck auf Sie macht, die Arbeit aber von einem unerfahrenen Assistenten erledigt wird.

☐ Fragen Sie nach, auf welche Weise das Beratungsunternehmen sicherstellt, daß neuestes Know-how vermittelt wird.

☐ Lassen Sie sich am Ende jeder Phase in Form einer Präsentation berichten:
Was wurde unternommen?
Was wurde erreicht?
Wie hoch waren die Kosten?
Wenn Verzögerungen aufgetreten sind: Welche Ursachen hatten sie?
Welches sind die nächsten Schritte?
Bis wann sind sie abgearbeitet?

☐ Vereinbaren Sie, daß alle Arbeitsschritte dokumentiert werden.

☐ Lassen Sie sich das Ergebnis in Form einer Abschlußpräsentation vorstellen. Bestehen Sie darauf, daß der Nutzen des Vorschlags für Ihre Praxis herausgearbeitet wird.

3.2.1 Echte Berater – falsche Berater

‹TIP› Denken Sie bitte immer daran, daß nicht jeder, der sich Berater nennt, diese Bezeichnung verdient. In den letzten Jahren hat sich leider eingebürgert, das sich fast jeder Verkäufer auch Berater nennt, obwohl ihm eine für Berater unabdingbare Eigenschaft fehlt: die absolute Loyalität dem Mandanten gegenüber. Vorsicht also vor EDV-Beratern, Einrichtungsberatern, Finanzierungsberatern oder Versicherungsberatern, die Ihnen selber etwas zu verkaufen haben. Da wird die zu erzielende Provision bei der Beratung in vielen Fällen einen höheren Stellenwert einnehmen als das für Sie günstigste Angebot.

Leider ist die Gefahr groß, auf diese Art von Beratern hereinzufallen. Schließlich sind sie im Umgang meist angenehmer als die echten.

Wirkliche Berater kosten Geld, mitunter viel Geld, denn es handelt sich in der Regel um Spitzenleute, die ein entsprechendes Honorar erwarten. Mit DM 250,- je Einsatzstunde müssen Sie ungefähr rechnen. „Nebenberufliche" Berater verzichten häufig auf ein Honorar, kassieren aber dafür Provisionen, die Sie letztendlich über den Preis finanzieren dürfen. So steht unter dem Strich oft ein Vielfaches eines noch so stolzen Beraterhonorars, nur mit dem Unterschied, daß diese Kosten „versteckt" sind.

Ein echter Berater ist – im Gegensatz zu den anderen – nicht selten äußerst unbequem. Er kommt zu den Zeiten, in denen falsche Abläufe am besten zu erkennen sind – also zu den für Sie ungünstigsten. Er stellt Ihnen unangenehme, manchmal sogar peinliche Fragen, wenn es um die Lösung von Problemen im finanziellen Bereich geht. Oft wird er Ihnen eine Entscheidung auch nicht gleich erleichtern, sondern zunächst neue Fragen aufwerfen, die bei Ihnen vielleicht Skepsis hervorrufen.

Angesprochen sind hier in erster Linie die Berater, die in besonderen Situationen in Anspruch genommen werden. Mancher Arzt kommt ein Praxisleben lang ohne sie aus. Bis vor wenigen Jahren betraf das auch einen Beratertyp, ohne den heutzutage kaum noch ein Arzt auskommt – den Steuerberater. Er ist für viele Ärzte nicht nur Buchhalter und Berater in Steuerfragen, sondern auch betriebswirtschaftlicher Berater. Er sollte es zumindest sein. Daher müssen für einen Steuerberater andere Kriterien gelten.

3.2.2 Kostenpunkt Steuerberater

Was das Honorar betrifft: Aus Erfahrung wissen wir, daß nicht wenige Ärzte ihrem Steuerberater für zu wenig (Beratungs-)Leistung zu viel Geld bezahlen. Überprüfen Sie daher einmal die Kosten Ihres Steuerberaters und stellen Sie Vergleiche an.

Die Gebühren für Steuerberater können in einem weit gesteckten Ermessensrahmen gestaltet werden. Damit soll ein Berater die Möglichkeit haben, die Unterschiede im Schwierigkeitsgrad zu berücksichtigen. Da es sich bei der Buchhaltung und den Steuererklärungen der Ärzte in der Regel um relativ einfache und unkomplizierte Vorgänge handelt, müßten die Gebühren hier regelmäßig im unteren Bereich angesiedelt sein. Tatsächlich liegen sie aber eher im oberen Mittelfeld. Es liegt also auch an Ihrem Verhandlungsgeschick, ob sich die Kosten eher im oberen oder im unteren Bereich bewegen. Was die Buchführungskosten angeht, ist die Spannweite von 2/10 bis 12/10 der vollen Gebühr vorgegeben. Sie können also DM 100,- oder 600,- für die gleiche Leistung bezahlen. Bei der Gewinnermittlung liegt die Spanne bei 5/10 bis 20/10, bei der Einkommensteuererklärung beträgt sie 1/10 bis 6/10.

Der folgende Auszug aus der Gebührentabelle kann Ihnen vielleicht erste Anhaltspunkte liefern, ob Ihr Steuerberater eher teuer oder preiswert für Sie arbeitet.

Gegenstandswert	volle Gebühr	1/10	2/10	3/10	4/10	5/10	6/10
50.000	1239,00	123,90	247,80	371,70	495,60	619,50	743,40
60.000	1369,00	136,90	273,80	410,70	547,60	684,50	821,40
70.000	1499,00	149,90	299,80	449,70	599,60	749,50	899,40
80.000	1629,00	162,90	325,80	488,70	651,60	814,50	977,40
90.000	1759,00	175,90	351,80	527,70	703,60	879,50	1055,40
100.000	1889,00	188,90	377,80	566,70	566,60	944,50	1133,40
130.000	2039,00	203,90	407,80	611,70	815,60	1019,50	1223,40
160.000	2189,00	218,90	437,80	656,70	875,60	1094,50	1313,40
175.000	2264,00	226,40	452,80	679.20	905,60	1132,00	1358,40
205.000	2414,00	241,40	482,80	724,20	965,60	1207,00	1448,40
250.000	2639,00	263,90	527,80	791,70	1055,60	1319,50	1583,40
310.000	2839,00	283,90	567,80	851,70	1135,60	1419,50	1703,40
400.000	3389,00	338,90	677,80	1016,70	1355,60	1694,50	2033,40
520.000	3637,00	363,70	727,40	1091,10	1454,80	1818,50	2182,20
610.000	3823,00	382,30	764,60	1146,90	1529,20	1911,50	2293,80
730.000	4072,00	407,20	814,40	1221,60	1628,80	2036,00	2443,20
820.000	4258,00	425,80	851,60	1277,40	1703,20	2129,00	2554,80
920.000	4444,00	444,40	888,80	1333,20	1777,60	2222,00	2666,40

Holen Sie vor weitergehenden Entscheidungen möglichst noch detaillierte Vergleichsangebote ein und klären Sie, welche Leistungen im Honorar enthalten sind und welche zusätzlich abgerechnet werden (z.B. telefonische Beratungen, Fahrtkosten, Beratungszeit vor Ort).

Achten Sie aber vor allem auf die Qualität und nicht nur auf den Preis. Das ist allerdings, zugegebenermaßen, leichter gesagt als getan. Die Qualität eines Steuerberaters zu überprüfen, obwohl man selbst doch überhaupt keine Ahnung von der Materie hat – geht das denn? Zumindest erleichtert wird dieses Ansinnen durch die folgende Checkliste.

Checkliste: Steuerberater

☐ Liegt Ihnen die betriebswirtschaftliche Auswertung spätestens am Ende des nächsten Monats vor? (Voraussetzung ist natürlich, daß Sie pünktlich Ihre Unterlagen abgegeben haben.)

☐ Wissen Sie mit der Darstellung sofort etwas anzufangen? Wird Ihnen sofort klar, wie es um Ihre finanzielle Lage bestellt ist?

☐ Wird ein arztspezifischer Kontenrahmen verwendet (Beispiel: SKR 80 oder SKR 81)?

☐ Ist die Auswertung so detailliert, daß jeder Zahlungsvorgang eindeutig zu erkennen ist?

☐ Sind zusätzlich die Informationen auf einer Seite zusammengefaßt, denen Sie alle wesentlichen Zahlen der Praxis entnehmen können?

☐ Enthält die Auswertung einen internen Vergleich? Sehen Sie die Veränderungen zum Vorjahr, Vormonat, Vorquartal?

(S)

☐ Ist aus der Auswertung ein externer Vergleich abzulesen? Können Sie Ihre Entwicklung im Vergleich zu Kollegen gleicher Fachgruppe und Umsatzklasse erkennen?

☐ Werden auf Basis der Daten regelmäßig Liquiditäts- und Rentabilitätsberechnungen angestellt? Bespricht Ihr Berater diese Prognosen regelmäßig (mindestens halbjährlich) mit Ihnen?

☐ Sagt er Ihnen unaufgefordert und rechtzeitig, welche Finanzmittel Sie für Steuernachzahlungen und Vorauszahlungen zur Seite legen müssen?

☐ Werden alle steuerlich und betriebswirtschaftlich relevanten Vorgänge des Praxis- und Privatbereichs erfaßt?

☐ Werden Unklarheiten, z.B. Zahlungsvorgänge, die nicht eindeutig zugeordnet werden können, sofort aktiv vom Berater geklärt oder zumindest auf einem Interimskonto geparkt?

☐ Ist das vom Berater vorgegebene Ablagesystem Ihrer Belege für Sie überschaubar?

☐ Sind die Kosten der Buchführung für Sie transparent?

☐ Haben Sie die Möglichkeit, einen festen Jahreshonorarbetrag zu vereinbaren?

3.3 Beschaffung und Einkauf

Im Bereich Einkauf sollten Sie eine regelrechte Organisation aufbauen, die dafür sorgt, daß der Zeitaufwand für die Beschaffung minimiert, Fehler vermieden und eine bewußte Einkaufswert-Optimierung betrieben wird.

Die Planung und den Einkauf von größeren, höherwertigen Gütern müssen Sie natürlich selbst vornehmen. Die Entscheidung, ob Sie ein neues Ultraschallgerät benötigen, was es kosten darf und welches geeignet ist, können Sie kaum einer Helferin überlassen. Doch selbst hierbei und vor allem beim größten Teil der anzuschaffenden Güter und Verbrauchsmaterialien können Sie die Arbeit zu einem guten Teil delegieren.

3.3.1 Ritual zur Beschaffung

Um Fehler zu vermeiden, sollten jedoch Regeln aufgestellt, die übliche Vorgehensweise festgelegt werden. Sie schaffen sich sozusagen ein Beschaffungsritual.

Das ermöglicht es Ihnen, den Helferinnen fast bedenkenlos Teilkompetenzen in diesem Bereich abzutreten. Dadurch werden nicht nur die Helferinnen in ihrem Selbstwertgefühl gestärkt, sondern vor allem Sie selbst stark entlastet.

Solche „Rituale" können Sie für die drei Teilbereiche Planung, Einkauf und Lagerhaltung schaffen. Ihre Aufgabe beschränkt sich in diesen Bereichen nur noch auf die Entscheidung über die generelle Durchführung einer Einkaufsmaßnahme, die Entscheidung über den Kauf, und für permanent benötigte Dinge, die einmalige Entscheidung über die Disposition. Der gesamte Rest läßt sich weitestgehend delegieren.

So kann die zuständige Helferin für eine permanente Analyse der Märkte sorgen. In regelmäßigen Abständen besorgt sie Informationen über Lieferanten und Produkte. Sie entdeckt Innovationen in Zeitschriften und auf Messen, spricht mit Pharmareferenten und Apothekern und kann selbst bei Banken die aktuellen Konditionen abfragen.

3.3.2 Karteikartensystem

(S) Als Basis für das Ritual sollten Sie eine Beschaffungskartei anlegen lassen. Auf Karteikarten oder in der EDV (z.b. als Privatpatient angelegt) werden die wesentlichen Informationen für die wichtigsten Lieferanten der Praxis (und bekannte Alternativen dazu) festgehalten und regelmäßig aktualisiert.

Dort sind dann nicht nur die Artikel festgehalten, die von diesem Partner bezogen werden, sondern auch die Rahmenbedingungen wie Zahlungsziele, Skonti, Rabatte, Lieferzeiten, Lieferkosten, Freigrenzen, Serviceverhalten, Kulanzverhalten usw.

Das gleiche Vorgehen verwenden Sie auf die wichtigsten Artikel. Auf diesen Karten werden neben der Bezeichnung Daten wie Gebindegrößen, Mindestbestellmenge, Lagerbestand, Preis, Hauptlieferant, alternative Lieferanten usw. notiert.

<TIP> Fangen Sie ruhig im kleinen Maßstab an, mit wenigen Lieferanten, mit wenigen Artikeln. Dennoch werden Sie schnell bemerken, wieviel leichter es Ihnen nun fällt, sich vor Entscheidungen und besonders vor Verhandlungen mit den Alternativen zu beschäftigen.

Die Beschaffungskartei erleichtert auch das Delegieren von Entscheidungen, da die Fehleranfälligkeit wesentlich geringer ist. Voraussetzung ist natürlich, daß die Karten richtig gestaltet sind und die notwendigen bzw. zu überprüfenden Informationen enthalten.

Wenn Sie zu Fehlervermeidung und Kostenersparnis durch die bessere Verhandlungsposition noch die eingesparte Arbeitszeit hinzurechnen, haben Sie ein weiteres Argument für organisierte Abläufe.

<TIP> Ohne Beschaffungsorganisation müssen anstehende Entscheidungen länger diskutiert werden. Da wird die Bestellung eines DM 10,- teuren Hefters zu einem Akt, der Sie 10 Minuten und Ihre Helferin 20 Minuten Zeit kostet und damit Zeitkosten von umgerechnet über DM 30,- verursacht. Bei automatisierten Abläufen brauchen Sie vieles mit Ihren Helferinnen nur einmal zu besprechen.

Bevor Ihre Assistentin Sie um eine Ein-Minuten-Entscheidung bittet, hat sie sämtliche Details zu klären:

- Welcher Artikel wird benötigt und wo wird er bestellt?
- Was kostet er, und wie hoch sind die Zusatzkosten (Versand, Folgekosten) veranschlagt?
- Sind größere Bestellungen günstiger (Mengenrabatt)?
- Welche Alternativen (Gerät, Anbieter oder beides) kommen in Frage?

Da Sie so alle relevanten Informationen auf einen Blick übersehen können, reicht oft wirklich eine Minute für die letzte Entscheidung aus.

Bei ständig benötigten Verbrauchsmaterialien sollten der Einfachheit halber die Mindestmengen für eine Bestellung generell festgelegt werden. Sie ersparen sich dadurch Mindermengenzuschläge und unnötige Versandkosten.

Eine solche Organisation aufzubauen, erscheint auf den ersten Blick umständlich, bürokratisch und kostenintensiv. Wenn Sie aber erst einmal damit angefangen haben, erleichtert diese Maßnahme etliche lästige Routinearbeiten und hilft viel Zeit und Geld zu sparen.

Denken Sie immer an die 10 % Einsparung und daß daraus unter Umständen einige Hunderttausend Mark werden können.

Die folgenden Beispiele und Muster können Ihnen als Vorlage für Ihr Einkaufsritual dienen.

Beispiel für Angebotseinholung

Absender   Datum

Anschrift des möglichen Lieferanten

(Artikelbezeichnung)

Sehr geehrte Damen und Herren,

wir interessieren uns für

Hierzu haben wir noch folgende Fragen:

Für ein Angebot mit Angabe Ihrer Preiskonditionen,
Lieferzeit und Verkaufsbedingungen danken wir Ihnen.

Mit freundlichen Grüßen

Unterschrift

Beispiel für Lieferantenkartei

Lieferantenkartei		
Artikelbezeichnung / Artikel-Nr.: Verfallsdatum beachten: ja ☐ nein ☐		

Firma	**Lieferant 1**	**Lieferant 2**
Straße		
PLZ, Ort		
Tel.:		
Fax:		
Ansprechpartner		
Kulanzverhalten		
Service, Lieferschnelligkeit		
Übliche Nebenkosten Verpackung ect.		
Lieferbedingungen Bestellwert ab:		
Zustellart Mengenrabatt ab		
Mindestreserve		
Lagerort in der Praxis		

Beispiel für Lieferantenkartei

Lieferantenkartei
Artikelbezeichnung / Artikel-Nr.:
Verfallsdatum beachten: ja ☐   nein ☐
Mindestreserve:

Datum der Bestellung	Artikel	Rechnungs-betrag	Lieferdatum Verfallsdatum	Rechn.-Betrag überwiesen am

Gesamtbetrachtung als Kontrolle der Gechäftsbeziehung

Lieferung einwandfrei	ja ☐ nein ☐	Reklamation häufig / wenig / gar nicht
Skonto	ja ☐ nein ☐	Nachverhandeln ja ☐ nein ☐
Jahresrechnung	ja ☐ nein ☐	Lieferantenbeziehung aufrechterhalten ja ☐ nein ☐
Alternative	ja ☐ nein ☐	

Bemerkungen / Zielvereinbarung:

Mustertext für eine Bestellung

Absender   Datum

Anschrift des möglichen Lieferanten

Bestellung   Kunden-Nr.:
                                   Ansprechpartner: Frau / Herr

Sehr geehrte Damen und Herren,

wir bestellen zur sofortigen Lieferung / zur Lieferung bis / am

Pos.	Artikelbezeichnung (Artikel-Nr.)	Anzahl (je Verpackungseinheit)	Einzelpreis	Gesamtpreis

Zwischensumme	
Rabatt / Mindestmengenzuschlag	
Versand / Verpackung	
Mehrwertsteuer	
Skontoabzug	
Gesamtsumme	

Die Zahlung erfolgt nach Lieferung per Scheck / durch Überweisung.

Mit freundlichen Grüßen

Unterschrift

3.3.3 Gebrauchtgeräte

Insbesondere für junge Praxen bietet es sich an, den Gebrauchtgerätemarkt zu sondieren. Kleinere Geräte, auch Möbel, Sterilisatoren etc. aus Praxisauflösungen werden dort zu günstigen Preisen angeboten. Es kann sich in dieser Situation also durchaus lohnen, die einschlägigen Anzeigen in der *Ärzte Zeitung, Medical Tribune, Arzt und Wirtschaft* oder dem *Deutschen Ärzteblatt* zu studieren.

3.3.4 Versandhandel

Bürobedarf kann heutzutage meist wesentlich günstiger im Versandhandel (z.B. Viking direkt, Schäfer etc.) als im lokalen Bürohandel eingekauft werden. Wegen der Lieferkosten müssen Sie dabei aber Mindestbestellmengen und Mindestbestellwert beachten. Außerdem ist bei den Versandhändlern in der Regel ein breites Sortiment vorhanden, so daß die Lieferung meist innerhalb von 24 Stunden erfolgt. Neben der Kostenersparnis werden Sie vielleicht auch die damit verbundene Bequemlichkeit schätzen.

Doch nicht nur Bürobedarf läßt sich preiswert und bequem im Versandhandel ordern, auch Praxisbedarf ist bei den darauf spezialisierten Versendern oft erheblich günstiger zu beziehen als im regionalen Medizintechnik-Handel. Achten Sie in jedem Fall auf Verfallsdaten.

3.3.5 Investitionsrentabilität

Vor jeder größeren Anschaffung sollten Sie unbedingt kritisch nachrechnen. Denken Sie immer daran, das clevere Verkäufer und Marketingprofis ihr Handwerk verstehen. Gerade im Investitionsgüterbereich haben Sie es mit abschlußsicheren Verkaufskanonen zu tun, die Ihnen fast immer das beruhigende Gefühl vermitteln, Sie seien noch nie so gut beraten worden.

Lassen Sie sich also nicht so sehr auf vollmundige Werbeaussagen ein – rechnen Sie! Ermitteln Sie die Investitionsrentabilität vor jeder größeren Anschaffung. Die nachfolgende Checkliste kann Ihnen dabei helfen.

Investitions-Check-up

Gerät	
Anschaffungskosten	
Zinsen für Finanzierung	
Gesamtkosten der Investition	
Nutzungsdauer in Jahren	
Montage, Umbauarbeiten	
Gesamtkosten der Investition	
Anschaffungskosten aufs Jahr gerechnet	

	Jahr 1	Jahr 2	folgende Jahre
Schulungskosten			
Wartungskosten pro Jahr			

Platzbedarf pro Jahr			
Gesamtmiete			
anteilige Mietkosten			

Praxistage pro Jahr			
Arbeitszeit Helferinnen pro Praxistag			
Jahresarbeitstage Helferinnen			
Jahrespersonalkosten			
Sonstige Kosten (Nachschulung, Kommunikation etc.			

vorauss. Materialverbrauch pro Leistung			
vorauss. Energieverbrauch pro Leistung			

abrechenbare Leistung pro Praxistag			
Gerätekapazität pro Tag			
Auslastungsgrad			
mögliche Leistungen pro Jahr			

Mietkosten je Leistung			
Personalkosten je Leistung			
Materialkosten je Leistung			
Gesamtkosten pro Leistung			

Punktzahl pro Leistung			
Punktwert			
Umsatz pro Leistung			

Mindestzahl Leistungen (Gewinnschwelle)			
pro Quartal			
pro Arbeitstag			

Eine Fehlinvestition wird übrigens noch schmerzhafter, wenn man sich klar macht, wie hoch der Verlust tatsächlich ist. Es zählen nämlich nicht nur die Beträge der Fehlinvestition, sondern zusätzlich der entgangene Gewinn, den man mit dem Investitionsbetrag durch Sparen hätten erzielen können.

Beispiel:

Kosten / Verluste durch unrentable Investition		
Kredit	DM	50.000,-
Laufzeit 12 Jahre		
eff. Zins 8,5 %		
= monatlich ca.	DM	560,-
= insgesamt fast	DM	80.000,-
Sparen		
12 Jahre		
monatlich	DM	560,-
Ansparsumme	DM	80.000,-
Zinsgewinn	DM	20.000,-
= nach 12 Jahren fast	DM	100.000,-

3.3.6 Preisagenturen

TIP

Bei größeren Anschaffungen sollten Sie auch darüber nachdenken, eine Preisagentur zu beauftragen. Trotz der 30 bis 40 % Provision, die diese Dienstleister als Honorar berechnen, können Sie immer noch eine erkleckliche Ersparnis erzielen. Sie sollten allerdings nur erfolgsabhängige Verträge machen, d.h. die Provision wird nur beim Kauf fällig, nicht schon für das Einholen von Angeboten.

3.3.7 Sparen von Kleinstbeträgen

Auch wenn die nachfolgend beschriebenen Beispiele für manchen bereits die Grenze zum Geiz überschritten haben dürften, sollten Sie diese als Anregung zum eigenen Nachdenken annehmen. Letztendlich werden Sie eigene Sparbeispiele in Ihrem Umfeld finden müssen.

Probedrucke von Briefen oder Rechnungen müssen z.B. nicht auf teurem Papier erfolgen. Oft ist es ausreichend, sich eine Druckvorschau auf dem Bildschirm anzusehen. Zumindest sollte der Probedruck auf der Rückseite von Schmierpapier erfolgen. Werfen Sie Fehldrucke von Briefen und nicht mehr benötigte Statistiken nicht weg, sondern sammeln Sie sie in einem Karton. Wahrscheinlich werden Sie so immer über genügend „Schmierpapier" für Probedrucke verfügen. Auch die Rückseiten von Werbebriefen, die ansonsten nur Ihr Postfach verstopfen, können für diesen Zweck verwendet werden.

Vermutlich werden Sie gar nicht so viele Testseiten drucken, wie Sie Schmierpapier produzieren. Lassen Sie die angesammelten Blätter in diesem Fall am besten hin und wieder in DIN A5- oder DIN A6-Zettel zerschneiden und als Notizzettel verwenden. Neben dem zugegeben minimalen Spareffekt wird so zusätzlich die Umwelt geschont.

Wo wir gerade das Thema Papier behandeln, sollte eine weitere Sparmöglichkeit angesprochen werden: die Papierstärke. In einigen Praxen wird für Berichte, Rechnungen usw. das teure 90 gr. Papier (Gewicht in Gramm pro Quadratmeter) verwendet, in den anderen fast immer das 80 gr. schwere Papier. Nur selten finden sich Praxen, in denen das relativ dünne, aber für diese Zwecke ausreichende 70 gr. Papier verwendet wird.

Die dadurch angestrebte Kostenreduktion muß allerdings sorgsam nachgerechnet werden, denn das 80 gr. Papier ist Standard und daher oft sehr preiswert. Das prinzipiell sparsamere 70 gr. Papier kann also trotzdem teurer sein.

Ähnliches gilt für noch leichtere Papiersorten (Durchschlagpapier), die darüber hinaus oft technische Probleme bereiten, wenn mit EDV-Druckern gearbeitet wird.

Mit leichterem Papier läßt sich auch in anderer Hinsicht sparen. In Grenzbereichen wiegt ein Brief ausreichend weniger, so daß die nächsttiefere Portostufe eingehalten werden kann. Wiegen Sie Ihre typischen Briefkonstellationen probeweise mit verschiedenen Papierstärken ab.

(S) Statt in teueren Ordnern können Sie alte, nicht mehr benötigte Akten, die aber noch aufbewahrt werden müssen, in Archivkartons ablegen. Die preiswerteste Sorte Archivkarton bekommen Sie kostenlos, wenn Sie Papier kaufen. Die Kartons, in denen jeweils fünf 500-Blatt-Pakete geliefert werden, sind genormt, stabil und haben meist einen fest sitzenden Deckel. Mit einem entsprechenden Aufkleber versehen, eignen sie sich hervorragend als Archivkartons, in denen die Akten sogar problemlos lose aufbewahrt werden können.

Die alten Ordner können Sie, solange die Mechanik in Ordnung ist, sehr lange wiederverwenden. Der Optik wegen sollten Sie aber jedesmal ein neues Rückenschild aufkleben. Statt DM 3,- bis DM 5,- kostet Sie der alte Ordner im neuen Gewand lediglich die 20 Pfennige für das neue Rückenschild.

Checkliste: Kleine Sparmöglichkeiten

	zuletzt geprüft	wann überprüfen	wer
Papier			
Archiv			
...			
...			
...			
...			
...			
...			
...			
...			
...			
...			
...			
...			
...			

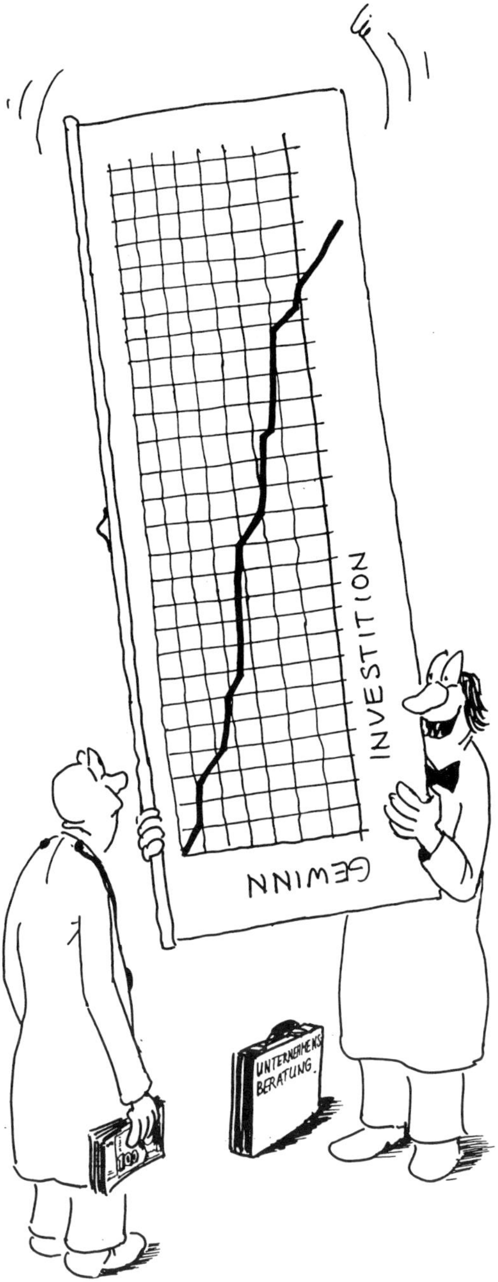
INVESTITION
GEWINN
UNTERNEHMENS
BERATUNG.

3.4 Dienstleistungen

Man muß nicht alles selber machen, vor allem dann nicht, wenn andere besser qualifiziert sind. Manchmal jedoch ist es einfach nur Bequemlichkeit, die einen dazu verleitet, die Dienste anderer in Anspruch zu nehmen.

Vor allem in den Jahren, als es den meisten Praxen wirtschaftlich gut bis sehr gut ging, sind Arbeiten nach außen vergeben worden, die auch durch eigene Mitarbeiter oder aus eigener Kraft hätten erledigt werden können. Nun, in Zeiten dringend notwendiger Sparmaßnahmen, müssen diese Aufträge überdacht werden. Wahllos zu kündigen, um Kosten zu sparen – koste es was es wolle – ist auf keinen Fall der richtige Weg. Schließlich muß, was über Jahre ausgelagert war, nun erst wieder integriert werden. Wenn dieser Schritt nicht wohl überlegt erfolgt, kann der Kosten-Spar-Schuß leicht nach hinten losgehen – und damit ein teurer unternehmerischer Fehler werden.

Dienstleistungsverträge beizubehalten heißt aber noch lange nicht, weiterhin gleiche Kosten zu akzeptieren.

3.4.1 Privatärztliche Verrechnungsstellen (PVS)

Ein typisches Beispiel für die Vergabe von Aufträgen an externe Dienstleister ist die Privatliquidation, abgewickelt über eine privatärztliche Verrechnungsstelle oder eine ähnliche Einrichtung. Einige Zehntausend Ärzte nutzen das Know-how und die Abrechnungskapazitäten dieser Einrichtungen und zahlen dafür (alles zusammengerechnet) im Schnitt ca. 5 % des abgerechneten Umsatzes.

Auf den ersten Blick sehen die Kosten allerdings meist niedriger aus. Prozentanteile von beispielsweise 1,8 % oder 3,9 % des Umsatzes stehen da oft als Honorargebühr im Raum. Daß dazu aber noch Nebenkosten wie Portopauschalen, Grundgebühren je Rechnung, Mitgliedsbeiträge und vor allem die Mehrwertsteuer hinzukommen, wird von manchen Ärzten gern übersehen. Unter dem Strich sind es meist die oben schon erwähnten 5 %, die schließlich zusammenkommen.

Es gibt allerdings bei den erhobenen Gebühren und vor allem auch bei den gebotenen Leistungen erhebliche Unterschiede. Hier lohnt sich ein Vergleich unbedingt.

- Ist die Ermittlung der Adresse enthalten?

- Sind zusätzliche Mahnkosten vom Arzt zu zahlen?

- Wie oft wird das eingegangene Geld überwiesen?

- Ist der Kontoauszug übersichtlich?

- Wird eine Abrechnungsberatung durchgeführt?

- Wird die Abrechnung von Experten auf Vollständigkeit geprüft?

- Ist die Führung des Schriftwechsels mit Kostenträgern und / oder Patienten enthalten?

- Gibt es weitere Leistungen?

- Ist man verpflichtet, sämtliche Rechnungen über das Unternehmen abzurechnen, oder kann man auch nur einzelne einreichen?

Viele Fragen tun sich in diesem Zusammenhang auf, die der kostenbewußte Arzt für sich beantworten muß, bevor er sich für einen Partner in diesem Bereich entscheidet.

Checkliste: Vergleich von privatärztlichen Abrechnungsunternehmen

Name / Anschrift	Anbieter I	Anbieter II	Anbieter III	Anbieter IV
Leistung	**Kosten**	**Kosten**	**Kosten**	**Kosten**
Mitgliedsbeitrag				
Abrechnungsgebühr				
Grundgebühr je Rechnung				
Ermäßigung bei PAD (Abrechnung mit Diskette)				
Portokosten (je Rechnung)				
Kontrolle auf Richtigkeit, Zulässigkeit				
Abrechnungsberatung bei Unrichtigkeit				
Hinweise zur Verbesserung des Abrechnungsverhaltens				
Zahlungskontrolle				
Mahnwesen				
Mahnbescheid				
Anschriftenermittlung				
Überweisungsfrequenz				
Vorfinanzierung				
Kündigungsfrist				
Verpflichtung für komplette Abrechnung				

Manche der angebotenen Leistungen sind, aus der Kosten-Nutzen-Perspektive betrachtet, ohnehin höchst fragwürdig, so z.B. die Vorfinanzierung der eingereichten Abrechnungen. Darin liegt für die meisten Abrechnungsunternehmen ein satter Gewinnposten. Der Effekt für den Arzt ist hingegen eher als bescheiden einzustufen.

Für diesen Service wird eine Extragebühr von bis zu 2 % verlangt. 2 % für einen Kredit, der im Schnitt weniger als sechs Wochen gewährt werden muß (in diesem Zeitraum hat das Gros der Patienten bezahlt). Dies entspräche einem Jahreszins von fast 18 %! Auf einen derart teuren Kredit sollten Sie besser verzichten.

Sollten Sie „kurzfristige" Liquiditätsengpässe haben, bekommen Sie bei fast jeder Bank einen günstigeren Kredit. Sie können dort Ihre Rechnungen als Sicherheit hinterlegen. Dieses Procedere läßt sich allerdings nur realisieren, wenn Sie Ihre Privatabrechnung nicht schon als Sicherheit an Ihre Hausbank abgetreten haben. Praktisch kann eine Abtretung so funktionieren, daß Sie bei einer Bank ein Konto einrichten, auf das Rechnungen von Patienten eingezahlt werden, und auf das die Bank Zugriff hat, solange der Kredit nicht getilgt ist.

Überhaupt stellt sich die Frage, ob im Zeitalter der Praxis-EDV-Systeme eine externe Rechnungsschreibung überhaupt noch zeitgemäß ist. Schließlich verfügt heute nahezu jeder Praxiscomputer über ein Privatliquidationsprogramm, meist auch mit integriertem Abrechnungs-Know-how. Etliche sind sogar mit einem einfachen, aber kompletten Zahlungsverkehr und automatisiertem Mahnwesen ausgestattet.

Doch auch in diesem Punkt heißt es sorgfältig zu überlegen. Bin ich tatsächlich Mitglied einer Verrechnungsstelle, weil ich es bequemer haben wollte? Oder waren es andere Gründe?

Ein Grund könnte gewesen sein, daß Sie sich in Sachen GOÄ und Verträgen nicht länger selbst auf dem aktuellsten Stand halten konnten und diese Angelegenheit lieber Experten überlassen wollten. Schließlich ist zu erwarten, daß diese gründlicher abrechnen, ohne z.B. abrechnungsfähige Positionen zu übersehen. Ein anderer Grund könnte der Vorsatz gewesen sein, ein geregeltes und konsequentes Mahnwesen praktizieren zu lassen, zu dem man selber nie in der Lage war.

⚠️ Wenn diese Gründe tatsächlich zutreffen, könnte es eine falsche Entscheidung sein, die Privatabrechnung aus Kostengründen wieder selber durchzuführen. Denn wenn auf der einen Seite zwar weniger Kosten entstehen, auf der anderen dafür aber weniger abgerechnet wird, ist das Ziel – mehr Gewinn – trotzdem verfehlt.

Das Auslagern von Arbeiten, neudeutsch auch Outsourcing genannt, muß also nicht unbedingt verschwenderischer Luxus sein. Auch hier gilt es, sorgfältig und kaufmännisch zu denken.

3.4.2 Sekretariatsdienste

Auch Sekretariatsdienste können nach außen vergeben werden. Klassisches Beispiel dafür ist die externe Textverarbeitung. Dies ist gerade aus Kostengründen dann sinnvoll, wenn viele Arztbriefe oder Gutachten geschrieben werden müssen. Nicht selten halten sich nämlich fest angestellte Helferinnen wesentlich länger damit auf, Briefe zu schreiben, als routinierte externe Kräfte, die meist nach Seiten bezahlt werden. Oftmals sind die Briefe von externen Schreibkräften professioneller. Sie werden formal besser gestaltet und häufig schneller erledigt. Bei Ihren Zuweisern und Kollegen wirkt dies oft als positiver Marketingfaktor.

💡 TIP Es kann aber auch Schattenseiten geben, insbesondere wenn die Kommunikation zwischen Praxis und Schreibbüro nicht funktioniert. Wichtig bei der Zusammenarbeit mit einem Schreibbüro ist, daß klare Absprachen nicht nur bezüglich der Tarife erfolgen, sondern auch darüber, wie ein Diktat gegliedert sein soll (und mit welchen speziellen Hinweisen zu einem Arztbrief), welche Textbausteine fest oder offen sind, oder wann ein Brief fertiggestellt sein soll.

⚠️ Hinsichtlich der Verschwiegenheitspflicht müssen Sie unbedingt Erklärungen unterschreiben lassen.

Immer wenn viele Texte verarbeitet werden müssen, kann eine Vergabe nach außen durchaus sinnvoll sein. Um aber die Rentabilität auf einer vernünftigen Basis abschätzen zu können, sollten Sie bedenken, daß bei Erledigung der Arbeiten in der eigenen Praxis zu den Stundenkosten der „Sekretärin" noch ein zusätzlicher PC bzw. PC-Platz addiert werden muß. Somit ergeben sich leicht Gesamtkosten zwischen DM 35,- und DM 40,- pro Stunde. Ermitteln Sie vor einer Entscheidung also zunächst einmal das Schreibvolumen, um auf dieser Basis eine Vergleichsrechnung vornehmen zu können.

Checkliste: Ermittlung der Schreibkosten

Art des Schriftguts	Anzahl Seiten (geschätzt)	Arbeitszeit des zuständigen Mitarbeiters	Gehalt des zuständigen Mitarbeiters	Kosten pro Stunde
Arztbrief				
Gutachten				
Sonstiger Schriftwechsel				

Erhalten Sie ein Angebot eines Schreibbüros mit Tarifen pro erstelltem Brief oder Seite, so ist es ein Leichtes, den Umfang Ihres Datenvolumens (Zahl der Seiten oder Briefe) durch den Stundenwert von DM 40,- zu dividieren. Somit erhalten Sie eine Entscheidungshilfe, ob Sie Ihren Schriftwechsel nach außen geben sollten. Weitergehende Angebote (inkl. Porto und Papierkosten) müssen mit einem höheren Wert als DM 40,- verglichen werden, da diese Kosten in einem Stundenwert nicht berücksichtigt sind.

Weitere Überlegungen, die bei einem hohen Schreibvolumen zu berücksichtigen sind:

- arbeitsrechtliche Überlegungen (kein zu großer eigener Mitarbeiterstamm, hier unter Berücksichtigung möglicher Kündigungsproblematiken),
- etwaige Raumprobleme in der Praxis (Praxis zu klein, um einen derartigen Arbeitsplatz zu integrieren, und dann nur für eine geringe Stundenzahl pro Arbeitstag)

3.4.3 Sachverständige für die Beratung von Arztpraxen

Nicht nur „Hilfsarbeiten" können nach außen vergeben werden. In einigen Praxen werden bereits zentrale Managementfunktionen einer externen Kraft überlassen, nicht selten mit großem Erfolg. Denn wo anders als in diesem zentralen Steuerungsbereich ist Fachwissen, Talent und aktuelles Wissen ähnlich wichtig? Außerdem haben die meisten Ärzte gerade in diesem Bereich ihre Schwächen, weil sie oft nur geringe Neigung verspüren, sich mit Zahlen und Fakten des Praxismanagements auseinanderzusetzen. Dabei ist das in diesen turbulenten Zeiten wichtiger denn je.

Turbulenzen erfordern die Konzentration auf das Wesentliche, also auf die Zukunft.

Es gibt etliche Ärzte, die sich mit den täglichen Aufgaben der Praxis überlastet fühlen. Daher haben sie sich auf die ärztlichen Aufgaben konzentriert und die administrativen Aufgaben nach und nach an ihre Ersthelferin oder „Vertraute" delegiert. Oftmals hat diese Konstellation sich einfach aus der Situation ergeben. In der Vergangenheit gab es damit auch meist keine Probleme.

Doch durch die derzeit ständigen Änderungen der GKV-Verträge, Honorarverteilungsmaßstäbe und andere unangenehme Zeiterscheinungen ist die Anforderung und Informationsfülle so groß, daß hiervon praxisintern mitunter nur Bruchstücke umgesetzt werden.

Einigen Ärzten wird inzwischen klar, daß strategische Defizite sich zu Krisen der Arztpraxis und somit schlußendlich zu Liquiditätskrisen ausweiten. Die Ursachen liegen in den meisten Fällen weit zurück, oftmals ein oder zwei Jahre. Einer der Hauptgründe ist, daß das Praxismanagement „Nicht-Praxisinhabern" bzw. Laien überlassen wurde.

Leider wachen viele Ärzte erst auf, wenn die Hausbank oder der Steuerberater die „gelbe Karte" oder gar die „rote Karte" zeigt, und den Praxisinhaber auffordert gegenzusteuern.
Der Arzt ist jedoch oftmals, allein schon bedingt durch seine rein ethische und nicht monetische Ausbildung und Ausrichtung, überfordert, wenn es darum geht, die richtige Diagnose für sein „Unternehmen Praxis" zu stellen. Von der richtigen betriebswirtschaftlichen Therapie wollen wir gar nicht erst reden.

Um sich aus einer Schieflage zu befreien, muß sich der Arzt bzw. die Praxis sachverständigen Rat einholen, der – so schmerzlich das auch in einer Notlage ist – zusätzliche Kosten verursacht. Doch in fast jeder (existenzbedrohenden) Krise besteht noch eine reelle Chance, sie abzuwehren.

Woher erhält der Arzt nun aber sachverständigen Rat?

Wer kann ihm helfen?

- Die Kassenärztlichen Vereinigungen haben hierzu betriebswirtschaftliche Beratungsstellen eingerichtet, zum Teil mit eigenen Mitarbeitern, teilweise mit externen, freiberuflich tätigen Beratern.

- Steuerberater, die sich auf Ärzte, Zahnärzte spezialisiert haben und betriebswirtschaftlich beraten.

- Öffentlich bestellte und vereidigte Sachverständige für die Bewertung von Arztpraxen, Zahnarztpraxen

- Freie Berater, die sich auf Ärzte spezialisiert haben.

Ein Problem wird für Sie in schwierigen Situationen aber sein, den richtigen Berater für Ihr Problem zu finden. Bei Angeboten von Umschuldungsmaßnahmen sollten Sie in jedem Fall Ihren Steuerberater einbinden.

Unter den vielen selbsternannten Experten auf diesem Spezialgebiet befindet sich leider eine Vielzahl, die Ihnen unter dem Deckmantel betriebswirtschaftlicher Beratung andere zusätzliche Produkte wie z.B. Versicherungen oder Finanzierungen, EDV oder Organisationsmittel verkaufen will, die zum Zwecke der Krisenbewältigung aber nicht unbedingt erforderlich sind.

Im Zweifelsfall können Sie sich bei Referenzadressen über Ihren zukünftigen Berater informieren.

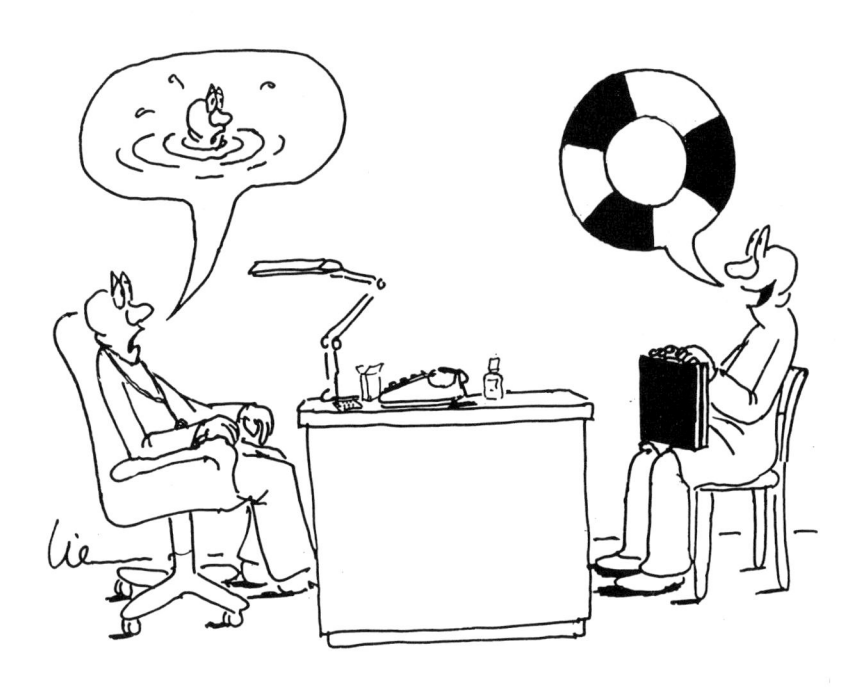

3.5 EDV

Mehr als 80 % der deutschen Praxen sind inzwischen mit EDV ausgestattet. Und doch gibt es große Unterschiede. Die eine nutzt den PC lediglich als einigermaßen intelligenten Adressierautomaten für die Formulare, die andere hat dem technischen Wunderwerk die gesamte Organisation anvertraut. Eines ist aber allen Computernutzern gemeinsam: Die EDV verschlingt Geld, bringt unmittelbar aber nichts ein. Es gibt eben keine Leistungsziffer für den EDV-Einsatz. In manchen Praxen ist die EDV gar zu einem der Haupt-Kostenblöcke geworden. Grund genug, auch in diesem Bereich nach Möglichkeiten zu forschen, Kosten einzusparen.

Schon mit den ersten Überlegungen entscheidet sich häufig, ob die Praxis zu einer kostengünstigen Spar-EDV oder zu einem überteuerten Luxuscomputer tendiert. Wer sich vor der Kaufentscheidung nicht genug Gedanken macht, ist den Argumentationskünsten der Computerverkäufer ausgeliefert.

3.5.1 Was soll Ihre EDV leisten?

Um Kosten im Bereich EDV zu sparen, muß daher von Anfang an kritisch und mit wachem Verstand jedes Argument überprüft werden. Am besten schaffen Sie sich ein Pflichtenheft, in dem möglichst detailliert festgehalten ist, was der Computer zu leisten imstande sein muß. Sie sind dann für Verhandlungen besser gerüstet.

Verkäufer erscheinen fast immer als freundliche Menschen, die sich als ehrbare Mittler zwischen den Wünschen der Ärzte und dem Angebot der Industrie verstehen. Wenn dies doch die Regel und nicht die Ausnahme wäre! Leider steht beim „Beratungsgespräch" mit den Damen und Herren vom Verkauf nicht die neutrale Vermittlung von Wissen und Fakten im Vordergrund. Halten Sie sich vor Augen: Für einen Verkäufer zählt nur ein erfolgreicher Abschluß.

In speziellen Schulungen lernen Verkäufer die Techniken einer verkaufsfördernden Gesprächsführung, in Videoschulungen werden Gestik und Mimik überprüft und verbessert. Vor allem eine alte

Marketingweisheit wird den „Überzeugungstätern" eingetrichtert: „KISS = Keep it simple stupid". In die Tat umgesetzt wird dem Arzt dabei suggeriert, daß ein scheinbar kinderleicht und logisch zu bedienendes System für einen außerordentlich günstigen Preis zu erstehen ist.

TIP Leider stellt sich oft im nachhinein ein angebliches Schnäppchen als Faß ohne Boden dar, das nicht nur eine Unsumme Geld verschlingt, sondern auch die Nerven des Praxisinhabers und seiner Helferinnen in Mitleidenschaft zieht. Stellen Sie sich darauf ein. Legen Sie sich eine Verhandlungstaktik zurecht, die es Ihnen erlaubt, Ihre Interessen zu wahren.

3.5.2 Verhandlungstaktik beim Computerkauf

M Ihr wichtigster Verbündeter ist die Zeit. Nichts ist für einen Verkäufer schlimmer, als wenn Sie ihn „zappeln" lassen. Jeder Tag, den Sie verstreichen lassen, kann ihn dazu bewegen, sein Angebot noch einmal zu überdenken. Es ist vorgekommen, daß allein mit dieser abwartenden Strategie etliche Tausend Mark EDV-Investitionskosten eingespart wurden.

Erschwerend kommt für Sie hinzu, daß die Preissituation im EDV-Markt, insbesondere was Praxiscomputer angeht, nicht gerade leicht zu überschauen ist. Anzeigen in Fachzeitschriften offerieren komplette Drei-Platz-Systeme für weniger als DM 10.000,-, obwohl sie normalerweise kaum unter DM 20.000,- zu bekommen sind. Ein Anbieter will für die Softwarewartung monatlich fast DM 200,- berechnen, während die gleiche Leistung an anderer Stelle nicht einmal DM 50,- kostet. Ein Verkäufer bietet sein Programm komplett für DM 3.500,- an, andernorts werden für diverse Programmteile jeweils noch DM 1.000,- zusätzlich berechnet.

3.5.3 Vergleich von Angeboten

Um nicht unnötig Kosten zu produzieren, sollten Sie deshalb vor einer Entscheidung unbedingt mehrere Angebote einholen. Dabei ist es gleichgültig, ob Sie vor der Erstanschaffung stehen oder eine Ersatzinvestition tätigen wollen.

Bei der Anforderung der Angebote müssen Sie allerdings, um sich den Vergleich zu erleichtern, einige Grundregeln beachten. Schreiben Sie exakt vor, welche Produkte das Angebot enthalten soll. Auf jeden Fall müssen Sie die benötigte Anzahl der Bildschirme und Drucker klar benennen.

Zusätzlich benötigen Sie etliche Hintergrundinformationen, um eine vernünftige Basis für Vergleiche zu haben. Die Größe der benötigten Festplatte hängt z.b. nicht nur davon ab, welche Datenmengen Sie speichern müssen. Das eingesetzte Betriebssystem und die Dateistruktur des Anwenderprogramms wirken sich hier erheblich aus. Vor allem wenn Grafikdateien (z.B. Sonographien) im System abgelegt werden sollen, stößt man selbst bei den heutigen Standardangeboten mit Gigabyte-Platten schnell an unangenehme Grenzen.

Es empfiehlt sich jedoch nicht, von vornherein eine überdimensionierte Platte einbauen zu lassen. Magnetplatten sind Verschleißteile, daher ist es unklug, eine teure 10 Gigabyte-Platte zu kaufen, die zwar theoretisch sechs Jahre vorhält, unter Umständen aber bereits nach drei Jahren nicht mehr zuverlässig arbeitet. Eine größere Platte kostet in drei Jahren, so sie denn tatsächlich benötigt wird, weniger als die kleinere heute.

3.5.4 EDV-Beratung

Holen Sie sich in diesen Fragen Rat. Die meisten Kassenärztlichen Vereinigungen verfügen über ein EDV-Berater-Angebot, das Ihnen kostengünstig, teilweise sogar kostenlos, fachkundigen neutralen Rat vermittelt.

Manchmal tun sich selbst Experten schwer, zu beurteilen, welchen technischen Bedarf Sie tatsächlich aufweisen. So werden Sie die Entscheidung, welcher Rechner bzw. welche Plattenkapazität den Ansprüchen genügt, vielleicht dem Hersteller überlassen müssen. Das ist ein weiterer Grund, warum Sie klare schriftliche Forderungen aufstellen sollten. Das Pflichtenheft sollte z.B. die Forderung beinhalten, daß der Computer in der Lage sein muß, mindestens die in den nächsten drei Jahren anfallende Datenmenge abzuspeichern. Konkrete Zahlen – Anzahl der Patienten gesamt, pro Tag, pro Quartal und auch die angestrebten Zieldaten: Zuwachsrate der

Patientenzahl pro Jahr etc. – gehören daher in den Forderungskatalog.

Mit diesen Daten kann der Anbieter auf seine Erfahrungswerte zurückgreifen und eine passende Plattengröße anbieten, die nicht zu klein, aber auch nicht überdimensioniert und teuer ist. Er sollte (schriftlich) garantieren, daß damit alle Anforderungen erfüllt werden.

Der Anbieter muß die Rechnergröße auch dahingehend einschätzen, daß der Computer einerseits keinen Organisationsengpaß, andererseits keine allzu forsche Investition in die Zukunft darstellt. Geben Sie dem Anbieter die Zugriffsgeschwindigkeit auf Patientendaten vor. Rund eine Sekunde nach Eingabe des Namens muß die Patientenkartei auf dem Bildschirm erscheinen. Durch solch klare Forderungen reichen Sie den „schwarzen Peter" an kompetente Stelle weiter.

3.5.5 Systemerweiterung

Um ein böses Erwachen zu vermeiden – z.B. folgen einem günstigen Erstangebot später überhöhte Aufschläge für eine Systemaufrüstung –, sollte das Angebot für das Einstiegssystem entsprechend ergänzt werden. Manche Ihrer Kollegen, die diesen Punkt nicht bedacht haben, haben auf diese Art in den folgenden Jahren einen gewährten Rabatt mehrfach zurückgezahlt.

Lassen Sie sich bei den Angeboten auch nicht von einem Mehr an Technik und Modernität blenden. Ein schneller Rechner oder eine größere Platte sind zwar mehr wert, für Ihre Praxis stimmt das jedoch nur, wenn sie effektiv benötigt werden. Andernfalls sind sie lediglich eine Investition in die Zukunft. Das hört sich zwar zunächst gut an, doch im Bereich EDV sind Investitionen in die Zukunft unsinnig. Diese Branche unterliegt nach wie vor einem rasanten Wachstum. Immer mehr Leistung wird für immer weniger Geld angeboten – ein Ende ist nicht abzusehen. Machen Sie sich daher beim Angebotsvergleich bewußt: Was heute nur für teures Geld zu bekommen ist, ist morgen bereits „Schnee von gestern" und billig zu haben. Lassen Sie sich also nicht die neueste Innovation für viel Geld aufschwatzen. Verlangen Sie besser das kleine, nicht topaktuelle System für wenig Geld, das sich im günstigsten Fall schon in drei Jahren amortisiert hat.

Im anderen Fall stellen Ärzte häufig schon nach fünf Jahren fest, daß sie längst ein neues System bräuchten, aber das laufende so teuer eingekauft wurde, daß sie noch mindestens zwei Jahre damit arbeiten müssen.

Um bei der EDV zu sparen, sollten Sie nicht nur die Angebote der Praxiscomputer-Anbieter untereinander vergleichen, sondern auch die Preise auf dem freien Markt abfragen. Dort sind sie nämlich nicht mit einem „Arztaufschlag" belegt. In jedem Fall lassen sich Drucker- und Bildschirmpreise relativ leicht vergleichen. Kaufen Sie sich also einfach eine entsprechende Fachzeitschrift am Kiosk oder achten Sie z.B. auf die Angebote von Metro, VOBIS oder anderen Handelsketten. Auch wenn diese Firmen vielleicht nicht die optimalen Partner für Sie darstellen, für einen Preisvergleich eignen sie sich allemal. Zumindest können Sie so feststellen, um wieviele Prozentpunkte Sie Ihren künftigen EDV-Partner im besten Fall herunterhandeln können.

3.5.6 Folgekosten

Nicht nur die Anschaffungs- und Ausbaukosten für eine EDV sind verhandlungsfähig - auch die Folgekosten sind es. Zwischen ca. DM 50,- und 200,- schwanken allein die Softwarewartungsgebühren der Praxiscomputer-Anbieter. Fast immer werden sie als unverrückbare, feste Kosten dargestellt, deren Höhe nicht verhandelbar ist. Es gibt aber dennoch Ärzte, die für sich günstigere Konditionen ausgehandelt haben, manchmal gleich für eine ganze Kollegengruppe. Zumindest einen Versuch sollte es Ihnen wert sein.

Selbst wenn Sie sich schon vor längerer Zeit für ein System entschieden haben und erst später feststellen, daß Sie zu viel bezahlen, bleiben Ihnen Auswege. Sie sind nicht auf alle Zeit an einen EDV-Partner gebunden – Sie können wechseln.

Doch zunächst sollten Sie unbedingt versuchen, Ihren EDV-Partner zu günstigeren Konditionen zu überreden. Mit der Drohung zu wechseln, können Sie Ihre Absicht unterstreichen.

⚠️ Leichtfertig sollte ein Wechsel jedoch auf keinen Fall vollzogen werden, denn er kann mit enormen Schwierigkeiten verbunden sein.

3.5.7 Kosten beim Systemwechsel

Bei einem Wechsel sehen Sie sich neuen Ansprechpartnern gegenüber, deren Kompetenz und Ehrlichkeit Sie noch nicht einschätzen können. Die Zuständigkeiten sind ebenfalls andere. Hier gilt es, zunächst die neuen Verantwortlichkeiten und die innerbetriebliche Hierarchie herauszufinden.

Als besonders unangenehm werden von vielen Umsteigern die häufig andersartigen Bildschirmansichten und Benutzeroberflächen empfunden. Streß, Ärger und Verwirrung sind in den ersten Wochen der Umstellung deshalb oft vorprogrammiert.

Selbst wenn die Bedienungsweise des neuen Systems analog oder ähnlich ist, die Ergebnisse sind es nicht. So wird sich der Arzt im neuen (fremden) Tagesprotokoll, in der neuen Leistungsziffern- oder Medikamentenstatistik erst wieder zurechtfinden müssen.

Ein gewaltiges Kostenproblem taucht manchmal auf, wenn die Datenübernahme vom alten auf das neue System ansteht. Noch vor wenigen Jahren war eine automatisierte Übernahme gänzlich unmöglich. In einigen Fällen konnte man sogar froh sein, wenn die Datenbestände sich überhaupt noch ausdrucken ließen. Das hat sich zum Glück geändert. Heute steht eine Reihe von Möglichkeiten zur Verfügung, die Daten sicher und komfortabel von einem Rechner auf den anderen zu übertragen.

TIP Einige Anbieter verlangen jedoch viel Geld für die Datenübernahme. Sie argumentieren mit einem hohen Aufwand, der aber nicht nachzuvollziehen ist. Eine einfache und sichere Möglichkeit ist z.B. die Datenübertragung per Abrechnungsdatenträger. Die Kopien der an die KV übersandten ADT-Disketten enthalten absolut standardisierte Daten, die auf den Abrechnungsdisketten aller EDV-Anbieter gleich auszusehen haben. Das ermöglicht die problemlose Übernahme zumindest der abrechnungsrelevanten Daten. In vielen Fällen wird diese Übertragung sogar kostenlos angeboten – zumindest auf Nachfrage.

Wer bereits mehr als die Abrechnungsdaten im alten System gespeichert hat (Medikamente, Laborwerte und andere Befunddaten), der kann auf das Funktionieren des BDT, des Behandlungsdatenträgers, hoffen. Dieser Service ist aber nur in wenigen Fällen kostenlos. Einige Hersteller bieten diese Leistung tatsächlich ohne Berechnung, andere verlangen z.B. eine gerade noch akzeptable Pauschale von DM 750,-, wieder andere greifen ziemlich tief in die Arzttasche. Auch einige Tausend Mark als Pauschalpreis oder gar ein Blanko-Scheck (nach Aufwand) werden für die Umsetzung der Daten verlangt.

Sofern die Daten noch als Kartei vorhanden sind, gilt es grundsätzlich zu überlegen, ob Aufwand und Kosten sich lohnen. Wenn die Daten ausschließlich im Computer lagern, haben Sie jedoch vermutlich kaum eine Wahl.

Wer beim Umstieg Kosten sparen will, sollte nicht nur die Daten übernehmen, sondern auch so viele Hardwarekomponenten wie möglich. Dennoch werden die meisten Verkäufer versuchen, möglichst viele Neugeräte zu verkaufen. Zumal es sich bei dem Umsteiger typischerweise um einen kritischen Kunden mit eigener Erfahrung handelt, der einem Verkäufer das Leben ziemlich schwer machen kann.

Lassen Sie sich nicht beirren: Drucker lassen sich in der Regel problemlos an das neue System anschließen. Bei den Bildschirmarbeitsplätzen gibt es auch keine Schwierigkeiten, wenn man vorher ein PC-Netzwerk eingesetzt hat und sich nun abermals für diese Technologie entscheidet. Auch die Leistung älterer PC-Arbeitsplätze reicht häufig noch aus, wenn sie im neuen Netz an einem „Nebenschauplatz" angeschlossen werden.

Wenn das neue System jedoch auf einem mehrplatzfähigen Betriebssystem (UNIX, XENIX etc.) aufgebaut wird, das üblicherweise mit einem Zentralrechner und mehreren „dummen" Terminals arbeitet, so dürften sich die altgedienten Arbeitsplatz-PCs nur bedingt weiter verwenden lassen. Manchmal können sie, mit Terminal-Emulations-Software ausgestattet, als Arbeitsplatzrechner eingesetzt werden.

Ist das alte System schon mit einem leistungsfähigen Server bzw. Zentralrechner ausgestattet, so kann dieser eventuell auch im neuen System als Zentralrechner fungieren, an dem die einzelnen Terminals angeschlossen werden. Doch selbst wenn bei der Umstellung auf ein anderes System die Technologie beibehalten wird, besteht die Möglichkeit, daß weder der Rechner noch die Terminals übernommen werden können.

Unerfreulich teuer kann es werden, wenn die alte Verkabelung nicht mehr ausreicht. Wenn der neue EDV-Partner achtadrige Kabel bevorzugt, in den Wänden aber nur vieradrige verlegt sind, so kann neben einigen Mehrkosten auch noch eine Menge Bauschmutz anfallen.

Sollten Sie sich trotz der vielen Schwierigkeiten für einen Umstieg entscheiden, denken Sie bitte daran, auch hier Ihr gesamtes Verhandlungsgeschick einzubringen. Gerade Umsteiger werden von etlichen Anbietern hofiert. Satte Abschläge von gut 50 % auf die Software, teilweise sogar eine kostenlose Umsteigerversion sind durchaus zu erzielen. Die maximalen Rabattsätze wird ein Verkäufer auch dem Umsteiger nicht von vornherein anbieten. Das ist Verhandlungssache.

Um beim EDV-Einsatz Kosten zu sparen, müssen Sie allerdings nicht gleich den großen Schritt zu einem anderen EDV-Partner wagen. Es gibt einige Kleinigkeiten, die sich auf Dauer zu beachtlichen Summen addieren.

3.5.8 Sparen beim Zubehör

Toner oder Tintenpatronen zum Nachfüllen senken die Druckkosten erheblich (Refill-Systeme). Ein Farbband kann mit einer einfachen Einrichtung fünf- bis zehnmal neu eingefärbt werden. Eine Tintenpatrone läßt sich bis zu zehnmal, manchmal sogar häufiger wieder auffüllen. Sofern Sie nicht die billigste Tinte verwenden, sondern die eines Markenherstellers, wird der Drucker keine Probleme bereiten. Bei den Tonerbehältern für Laserdrucker ist die Lage etwas komplizierter. Die füllt man nicht selbst auf, sondern sendet sie an ein Spezialunternehmen. Dennoch kostet diese umweltschonende Neubefüllung eines alten Behälters meist nicht einmal halb so viel wie ein neuer.

Ständig benötigtes Zubehör wie Papier, Disketten, Tinten, Toner usw. lassen sich günstig über Einkaufskreise beschaffen. Über einen Ärztestammtisch angeschafft, lassen sich so oftmals erstaunliche Mengenrabatte aushandeln.

(M)

Günstige Konditionen lassen sich durch den gemeinsamen Einkauf aber nicht nur beim Zubehör erzielen. Selbst ganze Computersysteme sind in der Vergangenheit von Arbeitskreisen beschafft worden. Mehr als 50 % Rabatt auf das gesamte System (Hardware und Software) wurden dabei ausgehandelt.

3.5.9 Die richtige Reinigung

Unnötig viel Geld wird für die Reinigung von Computern ausgegeben. Da die empfindliche Technik und die Oberflächen aus speziellen Kunststoffen nur milde Reinigungsmittel gestatten, greifen viele Ärzte auf spezielle Lösungen für Bildschirme, Drucker und Gehäuse zurück – Tinkturen, die nicht nur Reinheit, sondern auch Schutz für die teure EDV-Technik versprechen. Doch einige der angebotenen Präparate sind nicht nur teuer, sondern im harmlosen Fall nutzlos, manchmal sogar schädlich.

Dabei können Sie auf die teure Spezialtinktur gut und gern verzichten. Spülmittel, handelsübliche Wattestäbchen, neutrale Seife, Wasser und verdünnter Alkohol reichen völlig aus, um Flächen, Ritzen und Ecken des Computers sauber zu halten. Die geheimnisvolle Mixtur des Zubehörlieferanten enthält meist auch nichts anderes, abgesehen von einem „nach Elektronik duftenden" Parfümzusatz.

(S)

Vorsicht ist hingegen geboten, wenn hartnäckige Verschmutzungen mit „härteren" Mitteln angegangen werden sollen. Kosten sparen entwickelt sich dann schnell zum Kosten produzieren. Alkohol oder Salmiak enthaltende Reinigungsmittel können unangenehme Schäden verursachen. Bei einigen Kunststoffarten kommt es zu Verfärbungen, im schlimmeren Fall lösen sich Antistatik- oder

Antiblendbeschichtungen von Bildschirmoberflächen ab. Da läßt der Reinigungsversuch einen schlierenübersäten, unbrauchbaren Monitor zurück.

⚠️ Auf keinen Fall dürfen acetonhaltige Reiniger (Nagellackentferner), Waschbenzin, Terpentin, Lösungsmittel, unverdünnter Alkohol, scheuernde Glasreiniger und dergleichen verwendet werden, denn eine verkratzte Oberfläche oder angeätzte Gehäuse verschmutzen noch schneller. Fingerabdrücke auf Bildschirmscheiben können mit Fensterreinigern, stark verdünntem Alkohol, Wasser mit Spülmittel oder einfach mit Spiritus beseitigt werden.

⚠️ Die Innenreinigung von Druckern sollte man besser einem Techniker überlassen, denn die empfindlichen Komponenten wie Leiterbahnen und Druckkopfeinheiten können schon durch leichte Berührungen zerstört werden. Die Mischung aus feinem Toner- und Papierstaub, wie sie vor allem in Laserdruckern anfällt, kann meist nur von einem Techniker mit einem kleinen Spezial-Staubsauger entfernt werden. Zusätzlicher Vorteil: Dieser Staub, auf den immer mehr Menschen allergisch reagieren, wird dabei nicht freigesetzt.

Papierreste, die zwischen die Druckerwalzen geraten sind, können meist leicht mit einer Pinzette oder einfach mit einer nachgeschobenen Visitenkarte beseitigt werden.

⚠️ Niemals dürfen im Drucker Öle oder Reinigungsmittel verwendet werden. Die Feinarbeit der Transport- oder Andruckwalzen ist danach nicht mehr gewährleistet, weil deren Oberflächen durch unsachgemäße Reinigung entweder zu glatt oder zu rauh werden.

Von außen reinigen Sie die Drucker genauso wie die anderen Gehäuseteile des Computers: mit einem leicht angefeuchteten, fusselfreien Tuch oder Vlies.

ⓢ Nicht gerade preiswert sind auch zusätzlich angebotene Reinigungssets für Diskettenlaufwerke und Magnetbandeinrichtungen. Die Hersteller halten eine Reinigung im Normalfall aber für überflüssig und warnen sogar vor kostspieligen Beschädigungen, wenn die empfindlichen Schreib- und Leseköpfe mit ungeeigneten Reinigern traktiert werden. Im Zweifel also lieber Finger weg von teuren Mittelchen und Zubehör mit fragwürdigem Nutzen.

Verschmutzungen lassen sich ohnehin weitestgehend vermeiden, indem man sich angewöhnt, Disketten oder Bänder aus dem Laufwerk zu entfernen. Die am Laufwerkschacht angebrachten Klappen dichten das Innere der Geräte zuverlässig ab.

3.5.10 Vorbeugung von EDV-Schäden

Durch Vorbeugung können im Bereich EDV etliche Kosten vermieden werden. So vermindert die (zugegebenermaßen lästige) Verwendung von Staubschutzhauben die Verschmutzung des Systems. Eine Mehrfachsteckdose mit Schalter schont die teuren Schalter an den einzelnen Computerkomponenten.

Allein schon der Aufstellort der EDV kann zur Kostenvermeidung beitragen. Steht das Gehäuse nämlich im Fußbereich der Helferinnen (z.B. unter der Anmeldungstheke), so kann durch die immer wieder vorkommenden Stöße auf Dauer die Magnetplatte beschädigt werden.

Auch der falsche Umgang mit dem System provoziert einen vorzeitigen Verschleiß. Wird der Bildschirm aus Energiespargründen mehrmals am Tag ein- und ausgeschaltet, ist seine „Lebenserwartung" deutlich herabgesetzt.

Kompatibel mit technischem Praxisinventar?

Verzerrungen und Verschiebungen auf dem Bildschirm können ihre Ursache in Therapiegeräten (Mikrowelle, Ultraschall, starke Magneten) haben, die in der näheren Umgebung aufgestellt sind. Es ist natürlich möglich, diese Beeinflussung mit kostspieligen Maßnahmen zu beheben. Einfacher ist es, mit einer um das Gehäuse des Monitors gewickelten Alu-Folie selber zu prüfen, ob die Störstrahlung dadurch abgehalten wird. Wenn dieser Trick funktioniert, könnte es gelingen, das Problem durch Verlegen einer kräftigen Folie unter der Tapete kostengünstig zu beseitigen.

Computerseuche

Mangelnde Sorgfalt der Computerbediener ist meist die Ursache, wenn Viren den Computer befallen haben. Eine entsprechende

Schutzkonzeption (keine fremden Disketten und Programme verwenden) und die regelmäßige Benutzung eines aktuellen Virenscanners müssen Bestandteile eines modernen Kostenreduktionsprogramms sein.

Technikerkosten oder: Selbst ist der Arzt

(S) Sehr häufig ließen sich Kosten für einen Technikereinsatz vermeiden, wenn vor einem „Notruf" geprüft wird, ob nicht ein banaler Fehler vorliegt, den das Praxisteam selbst beheben kann. Das spart nicht nur Kosten – heutzutage werden zwischen DM 150,- und 250,- für eine Technikerstunde berechnet, zuzüglich satter Anfahrtkosten –, sondern verhindert unnötig lange Ausfälle und schont die Nerven.

Bevor Sie also einen Techniker rufen, der vielleicht nur den Klappdeckel des Druckers richtig schließt, sollten Sie mit Hilfe nebenstehender Checkliste die typischen Fehlerquellen untersuchen. Viele dieser kleinen Pannen ereignen sich unbemerkt und versehentlich, z.B. beim Staubwischen.

Wenn sich der Fehler nicht beheben läßt, können Sie danach immer noch einen Techniker rufen.

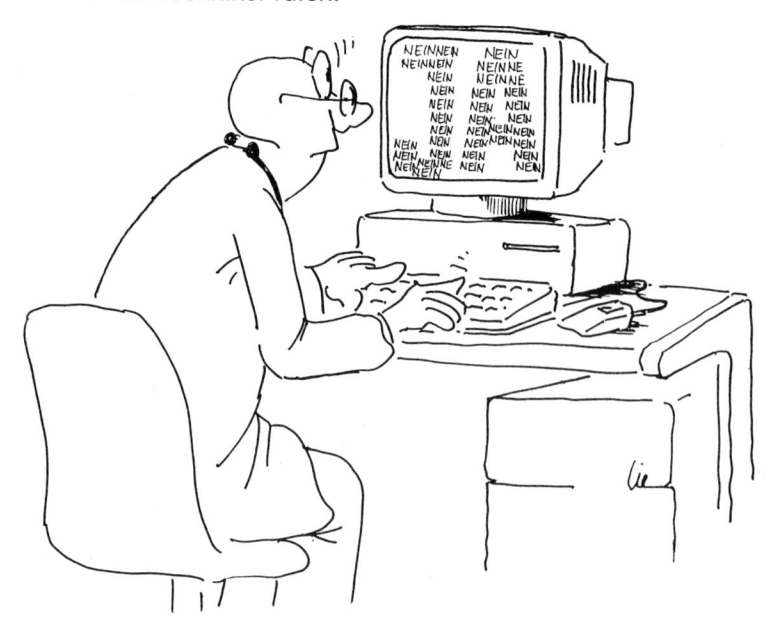

Checkliste: Störfall

Netzsicherung aus

Rechner
    Netzstecker nicht (richtig) eingesteckt
    Auf AUS geschaltet
    Diskette steckt im Schacht
Drucker
    Netzstecker nicht (richtig) eingesteckt
    Auf AUS geschaltet
    Offline geschaltet
    Schnittstellenkabel locker
    Klappe auf
    Papierschacht leer
    Papierstau
    Papierwahlhebel auf falscher Position
    Toner- /Tintenauffangbehälter voll
    Toner- /Tintenbehälter leer
Bildschirme
    Netzstecker nicht (richtig) eingesteckt
    Schnittstellenkabel locker
    Auf AUS geschaltet
    Kontrast dunkel eingestellt
    Bildposition verschoben
    Störquellen vorhanden (z.B. andere technische Geräte)
Chipkartenleser
    Netzstecker nicht (richtig) eingesteckt
    Schnittstellenkabel locker
Tastatur
    Schnittstellenkabel locker
    Schmutz in der Tastatur
    Büroklammer zwischen den Tasten
    Taste klemmt
    Groß-/Klein- oder Num.-Taste ein
Maus
    Schnittstellenkabel locker
    Kugel schmutzig
    Unterlage rutschig oder uneben
Disketten- / Band- / CD-ROM-Laufwerk
    Diskette / Band / CD falsch eingelegt
    Diskette / Band / CD defekt

◇TIP◇ Kosten können auch vermieden werden, wenn die Praxis auf potentielle Störfallsituationen vorbereitet ist. Wenn Sie dafür sorgen, daß für die Erfassung der während einer Störung anfallenden Daten Formblätter bereitliegen (siehe Checkliste: Störfall), so ist die Vollständigkeit der zu erfassenden Daten garantiert. Außerdem ist der Zeitaufwand für die Nacherfassung wesentlich geringer.

3.6 Finanzierung

3.6.1 Darlehen

Viele niedergelassene Ärzte haben die Praxisfinanzierung auf eine Laufzeit von zwölf oder mehr Jahren angelegt. Dies resultiert aus der Beratung durch Versicherungsmakler und Banker, die diese Art der Finanzierung über eine Lebensversicherung absichern und zurückführen. Die Zwölf-Jahres-Frist ist aus steuerlichen Gründen hervorgegangen, da Auszahlungen der Lebensversicherung nach zwölf Jahren nicht versteuert werden müssen.

Dies ist die überzeugende Seite der Finanzierung.

Die Schattenseite ist die Abnutzung der medizintechnischen Geräte, die mit dem Darlehen finanziert wurden. Oftmals wird nach sechs bis acht Jahren ein Gerät ausgemustert, bzw. es erfolgt eine Ersatzinvestition. Die Finanzierung läuft aber noch sechs bzw. vier Jahre weiter. Auf diese Weise kann ein „Finanzierungs-Perpetuummobile" entstehen, das nur Bankern Freude bereitet. Zu guter Letzt setzt der Steuerberater die Abschreibung des Geräts für sechs oder acht Jahre an, um genügend Steuern zu sparen.

Dies bedeutet: Sechs oder vier Jahre ein Gerät zu finanzieren, das man längst durch ein anderes ersetzt hat. Dieser Gedanke muß auch für einen Nichtkaufmann mehr als frustrierend sein.

Der Arzt erkennt diese Falle erst daran, daß er bei gleichem Umsatz und annähernd gleichem Kostenapparat einen höheren steuerlichen Gewinn ausweist und damit mehr Steuern zahlen muß. Die Tilgung aus versteuertem Geld für das Praxisdarlehen bleibt aber weiterhin bestehen.

Im Klartext: Durch eine falsche Finanzierungs- und Abschreibungstaktik entsteht dem Arzt ein Liquiditätsverlust.

Oder anders ausgedrückt: Durch zu schnelles Abschreiben entsteht nach Auslaufen der Abschreibungsmöglichkeiten ein Liquiditätsloch.

Aus diesem Grund sollte bei Finanzierungen die Nutzungsdauer von Wirtschaftsgütern in der Form berücksichtigt werden, daß ein Darlehen nur eine zur Nutzungsdauer analoge Laufzeit hat.

TIP Ein goldener Finanzierungstip: Der Abschreibungsbetrag pro Jahr soll möglichst kongruent mit dem Tilgungsbetrag pro Jahr sein.

M Für jedes Darlehen sollte darüber hinaus eine Sondertilgungsmöglichkeit vereinbart werden. In Zeiten niedriger Zinsen drängt sich oftmals die Überlegung auf, ob langfristige oder auch mittelfristige Darlehen umgeschuldet werden sollen bzw. können. Hier bedarf es einer Überprüfung Ihrer Darlehensverträge, um festzustellen, ob eine vorzeitige Ablösung ohne Vorfälligkeitsentschädigung möglich ist. Sollte eine Vorfälligkeitsentschädigung anstehen, müssen Sie gegebenenfalls mit Ihrem Steuerberater prüfen, ob eine Umschuldung kostenmäßig sinnvoll ist. In diesem Fall heißt es, Gespräche mit der Bank zu führen. Vorteile hat aber nur der Arzt, der seine Zahlen kennt und mit entsprechend vorbereiteten Daten aufwarten kann. Auch hier gilt: wenn ein Banker den Eindruck gewinnt, daß eine Praxis sicher und rationell geführt wird, können bei Verhandlungen mit der Bank bessere Konditionen erzielt werden.

S Häufig jedoch sind Umschuldungsmaßnahmen gleichbedeutend mit einer Erhöhung der Gesamtverschuldung. Wie im Einkaufsalltag üblich sollte ein Preisvergleich immer auch erfolgen, wenn es um Bankkonditionen geht. Banken stehen nämlich, analog zur Versicherungsbranche, im Konkurrenzkampf um Kunden. So werden unterschiedliche Finanzierungsmöglichkeiten z.B. mit Kredithilfeprogrammen der Kreditanstalt für Wiederaufbau angeboten. Oder sie beruhen auf Existenzgründungsprogramm und Betriebsmittelkredit der Deutschen Ausgleichsbank. Diese greifen auch noch acht Jahre nach Praxiseröffnung zur „Festigung der selbständigen Existenz", wobei diese Kredite über Ihre Hausbank abgewickelt werden und nicht direkt mit der Kreditanstalt für Wiederaufbau.

In allen Fällen gilt, daß ein Darlehen gewährt wird, wenn aus Sicht der Kreditgeber Ihre finanzielle Lage überschaubar und nicht bedrohlich ist. Sanierungsfälle werden nicht finanziert!

Informationen erhalten Sie bei:

– Kreditanstalt für Wiederaufbau 069-74310

– Deutsche Ausgleichsbank 0228-8312400

Im Kampf um den Kunden spielen oftmals die Bankgebühren eine nicht unerhebliche Rolle, obwohl es sich hierbei nicht um große Summen dreht. Einige Banken bieten Girokonten zum Nulltarif, andere zu Festpauschalen oder mit Einzelabrechnung. Derzeit ist auch die Apotheker- und Ärztebank eG, Düsseldorf, vergleichsweise günstig. Die Kontogebühren entfallen aber nur, wenn Sie Guthabenkonten führen.

Es gibt eine Vielzahl von „kostengünstigen" Angeboten wie Monatsauszüge oder Homebanking. Doch beachten Sie eventuelle Nebenkosten. So kostet eine Stunde Homebanking DM 4,80; das Ergebnis ist dann allenfalls eine Zeitersparnis.

Aus den Erfahrungen der Vergangenheit ist zu empfehlen, daß ein Arzt mehr als ein Kontokorrentkonto, möglichst bei zwei verschiedenen Banken, führen sollte. Dadurch ist er in Notsituationen etwas flexibler. Gerade in Zeiten, in denen Engpässe entstehen können, sind derartige Konten für den Arzt eine Hilfe. Die Kehrseite: Auch wenn Sie sich durch einen geeigneten Kontokorrentkredit einen genügend großen Finanzierungsspielraum haben einräumen lassen (TIP: das Vier- bis Fünffache der monatlichen Praxiskosten), ist ein Überziehen des Kontokorrent zunächst relativ unproblematisch und bequem – aber auch ziemlich teuer. Bis zu 17 % Zinsen schlagen hier zu Buche!

Eine andere Art der Finanzierung ist Leasing.

3.6.2 Leasing

Immer häufiger wird die Anschaffung von medizinisch-technischen Geräten, Autos und Computern unter dem Vorwand, Kosten zu sparen, per Leasing angeboten. Allen gängigen Beteuerungen zum Trotz: Leasing ist nicht generell günstig, sondern manchmal sogar ein teurer Spaß, der nur unnötig neue Kosten produziert. Deswegen sollten Sie im Einzelfall exakt prüfen, ob Kauf oder Leasing günstiger ist. Nur so können Sie unnötige Kosten vermeiden.

Anders als der Kredit- oder Darlehensvertrag hat der Leasingvertrag zum Gegenstand, daß ein Gut gegen Bezahlung zum Gebrauch überlassen wird. Er wird deshalb im allgemeinen als ein atypischer Mietvertrag angesehen. Dem Inhalt nach unterscheidet man zwei Formen:

- Finanzierungs-Leasing: Der Vertrag ist für eine bestimmte Grundmietzeit unkündbar. Nach deren Ablauf steht dem Leasing-Nehmer oftmals eine Verlängerungs- oder Kaufoption zu. Das Investitionsrisiko trägt dabei der Leasing-Nehmer. Es ist die typische Leasingform, die Ärzten für Computersysteme angeboten wird.

- Operate-Leasing: Inhaltlich entspricht diese Variante einem Mietvertrag. Die Kündigung des Vertrags ist unter Einhaltung der vertraglich festgelegten Fristen möglich. Das Investitionsrisiko trägt der Leasing-Geber.

Auf jeden Fall ist die Summe der Leasingraten im allgemeinen höher als die Anschaffungskosten (rund 130 Prozent). Dennoch kann Leasing wirtschaftlich vorteilhafter sein als ein Kauf. Es gibt einige Argumente, die dafür sprechen:

- Es wird kein Eigenkapital gebunden, Schwierigkeiten bei der Beschaffung der nötigen Finanzmittel werden vermieden.

- Die Liquidität der Praxis wird nicht tangiert, bestehende Kreditlinien werden nicht weiter strapaziert.

- Die Bonitätsanforderungen der Leasinggesellschaften werden im allgemeinen niedriger eingeschätzt als die der sonstigen Kreditinstitute. Leasing ist also eine mögliche Option, wenn eine Fremdfinanzierung schon ausscheidet oder zumindest erhebliche Schwierigkeiten bereitet.

TIP Ob Leasing sich lohnt, kann allerdings eindeutig nur durch die Kontrolle der Leasingbedingungen und eine exakte Vergleichsrechnung entschieden werden. Empfehlenswert ist es auf jeden Fall, Möglichkeiten und Risiken mit dem Steuerberater zu erörtern. Nur so können persönliche Liquiditätslage, Erfordernisse und Zukunftsplanung von Ersatzinvestitionen optimal berücksichtigt werden.

Die so oft hervorgehobenen steuerlichen Vorteile des Leasings beschränken sich für diejenigen, die keine Gewerbesteuer zahlen, entgegen häufig vorgebrachter gegenteiliger Argumente lediglich auf die größere Wahlfreiheit bezüglich der Abschreibungszeit. Laufzeiten für Leasingverträge von Computern können z.b. zwischen 24 und 72 Monate betragen.

Die Annahme, bei Leasing oder Miete zahle man nicht den vollen Kaufpreis, wenn man das veraltete Gerät nach einiger Zeit zurückgibt, ist völlig falsch. Dieses alte Leasingmärchen gehört schleunigst beseitigt. Noch immer herrscht unter Ärzten der Irrglaube vor, allein durch solche Teilzahlungsverträge könne man immer auf dem technisch neuesten Stand bleiben.

Sicher, man kann aus einem Miet- / Leasingvertrag vorzeitig aussteigen, aber normalerweise nicht zum Nulltarif. Der noch nicht getilgte Restbetrag wird dann in der Regel sofort fällig.

Beim Abschluß eines Neuvertrags bleiben die Restschulden bestehen. Es ist dabei nicht immer leicht zu erkennen, daß die Restschulden in den neuen Vertrag mit aufgenommen werden.

Wenn es tatsächlich so wäre, daß veraltetes Computergerät jederzeit kostenlos gegen moderneres, leistungsfähigeres ausgetauscht werden könnte, dann hätten die Anbieter wahrscheinlich ernsthafte Entsorgungsprobleme, weil sie nicht wüßten, wohin mit dem Computerschrott, der ihnen in diesen Zeiten der rasanten Weiterentwicklung täglich ins Haus gekarrt würde.

Absoluter Humbug ist die in Anzeigen von Praxiscomputer-Anbietern immer wieder aufgestellte Behauptung, daß gerade die Miete aus steuerlicher Sicht besonders interessant sei, weil man sie zu 100 % absetzen könne, während der Kaufpreis nur zu 20 % (pro Jahr) absetzbar sei. Entweder können die Leute nicht rechnen, sind sträflich falsch informiert oder lügen einfach. Denn: Erstens ergeben fünf mal zwanzig nach Adam Riese auch hundert Prozent; zweitens muß ein Computer nicht über fünf Jahre abgeschrieben werden („Abschreibung über drei Jahre für Computer zulässig", Finanzgericht Niedersachsen AZ: II 740/89, Finanzgericht Köln AZ: 12 K 130/85); drittens gibt es neben der linearen Abschreibung auch eine degressive (bei einer fünfjährigen Abschreibung können dabei bereits im ersten Jahr 30 % der Kaufsumme abgeschrieben werden); viertens liegen die meisten Arztpraxen in einer Größenordnung, die es ihnen erlaubt, im Jahr der Anschaffung eine Sonderabschreibung von 20 % zu tätigen. Kaufen ist aus steuerlicher Sicht also oft günstiger als mieten.

Zu bedenken ist ferner, daß bei einer Miet- oder Leasingfinanzierung oft weitere Kosten für Versicherungen und Wartungsverträge anfallen, die man normalerweise nicht abschließen würde.

Die Miete ist unter dem Strich häufig sogar die teuerste Form der Finanzierung, allerdings begleitet von einem vorteilhaften Sicherheitsaspekt. Die Zahlungen gehen in der Regel an das Unternehmen, welches für die Lauffähigkeit verantwortlich ist. Wenn der Computer nicht funktioniert, erfolgt auch keine Zahlung. Damit hat man ein schlagkräftiges Argument auf seiner Seite.

Weitere Nachteile ergeben sich aus Miete oder Leasing, wenn sich nach einiger Zeit die Bedürfnisse ändern. Wird z.B. ein weiterer Bildschirm oder Drucker benötigt, müssen die Zusätze auf die Restlaufzeit des Miet- bzw. Leasingvertrags berechnet oder über einen neuen Vertrag finanziert werden. Manchmal werden die Erweiterungen auch direkt bezahlt. Dann gehört unter Umständen der Computer der Leasingfirma, der neue Bildschirm und der Drucker für das Sprechzimmer sind jedoch im Besitz des Arztes.

Wie bereits erwähnt, ist man, wenn ein hoher Liquiditätsbedarf besteht, mit Miete oder Leasing oft bessergestellt, als wenn man die Anschaffung aus dem Umlaufvermögen finanziert. Doch Vorsicht: Durch Leasing kann man zwar seinen Kreditspielraum erweitern, sollte es jedoch möglichst nicht. Wer bei der Schufa bereits als überschuldet gekennzeichnet ist, kommt ohnehin für eine seriöse Finanzierungsgesellschaft als Leasing-Vertragspartner nicht mehr in Betracht. Die Sicherheitsschranken werden allerdings bei einigen Leasingfirmen sehr hoch angesetzt, da ja der Leasinggegenstand einen gewissen Gegenwert und somit Sicherheit darstellt. Das ist insofern gefährlich, als dadurch oft das gesunde Kreditlimit und die finanzielle Leistungsfähigkeit des Arztes deutlich überschritten werden.

Leasing wird Ärzten nicht zuletzt deshalb schmackhaft gemacht, weil der Anbieter problemlos sein Geld bekommt und dabei selten über Rabatt und nie über Skonto (3 % von DM 20.000,- sind immerhin DM 600,-) reden muß. Für den Hersteller ist es jedoch unwichtig, ob er das Geld direkt vom Arzt oder von der Leasingfirma erhält.

Leasing wird oft dann unangenehm, wenn das gelieferte Gerät nicht funktioniert. Ist die Auslieferung persönlich bestätigt, zahlt die Leasingfirma an den Verkäufer bzw. Hersteller. Wenn nun der neue, geleaste Computer Schwierigkeiten bereitet, interessiert dies die Leasingfirma allerdings nicht, denn sie hat lediglich einen Kredit gewährt. Für die Funktionstüchtigkeit ist der Verkäufer zuständig und verantwortlich.

Miete und Leasing sind auch deshalb für viele Anbieterfirmen so interessant, weil auf diese Weise die Kosten leicht zu kaschieren sind. Ein hoher Anschaffungspreis, auf eine lange Finanzierungszeit verteilt, führt zu sympathisch kleinen monatlichen Raten. Insgesamt ergeben sich jedoch höhere Gesamtkosten, und es besteht die Gefahr, in einigen Jahren für ein dann völlig veraltetes System immer noch bezahlen zu müssen.

Für den Verkäufer ist Leasing insofern interessant, als er dadurch seine Provision aufbessern kann. Wenn es ihm gelingt, dem Arzt besonders teure Leasingkonditionen unterzuschieben, kassiert er bis zu vier Prozent vom Vertragswert extra – dafür lohnt sich die Argumentation pro Leasing doch allemal.

Das ist auch einer der Gründe, warum es teure und billige Leasingverträge gibt. Doch welcher teuer und welcher preiswert ist, kann der Laie auf den ersten Blick kaum erkennen. Erst Faktoren wie Laufzeit, Höhe der Sonderzahlung, Höhe des Restwertes und Ratenhöhe geben über die tatsächlichen Kosten Aufschluß.

Generell gilt auch bei Finanzierungsverträgen: erst unterschreiben, wenn der Nutzen zweifelsfrei feststeht! Fragen Sie in Sachen Finanzierung also immer erst Ihren Steuerberater. Wenn der fähig und Ihnen gegenüber ehrlich ist, weiß er die richtige Lösung für Sie.

Merke: „So lang' der Nutzen nicht bewiesen,
              laß' die Finger vom Geräte leasen!"

130

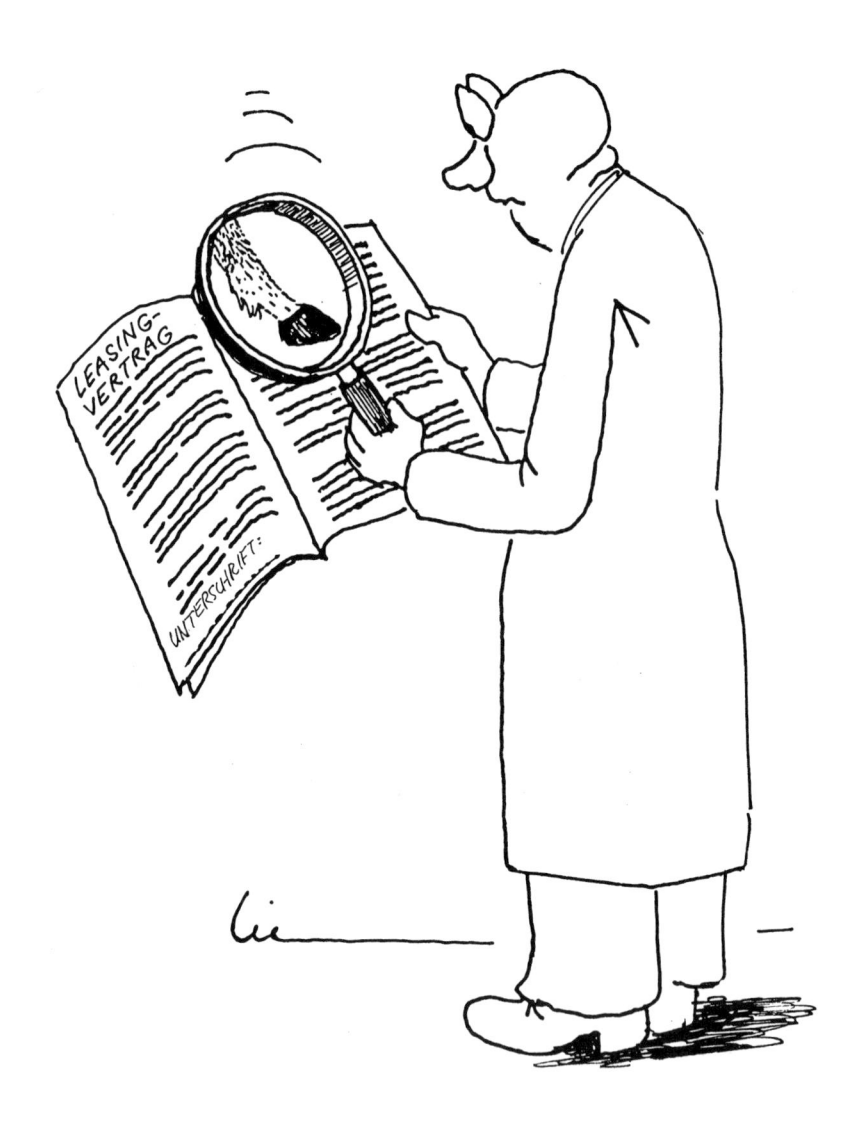

Sieben Tips, die Ihre Entscheidung „Kauf oder Leasing" beeinflussen sollten: ⟨TIP⟩

1. **Full-Service:** Für Leasing kann sprechen, daß Ihnen der Leasing-Geber zusätzliche Leistungen im Rahmen eines Full-Service-Leasingvertrags anbietet.

2. **Kaufoption:** Ist eine Kaufoption vereinbart, müssen Sie vor allem bei niedrig kalkulierten Leasingraten die hohe Liquiditätsbelastung beim anschließenden Kauf berücksichtigen.

3. **Leasingdauer:** Die Vertragsdauer sollte zwischen 40 und 90 Prozent der betriebsgewöhnlichen Nutzungsdauer betragen, damit Ihre Leasingraten sofort als Praxisausgaben abzugsfähig sind.

4. **Rabatt:** Durch Ausschöpfen des maximalen Rabatts des Herstellers kann der Abschluß des Leasingvertrags für Sie noch günstiger werden.

5. **Seriosität:** Auf Dauer kommt es auf die Seriosität des Leasing-Gebers an. Entsprechende Erkundigungen sind unabdingbar. Hintergrund: Wenn die Leasingfirma Konkurs anmeldet, können geleistete Anzahlungen oder einbehaltene Kautionen verloren gehen.

6. **Steuervorteile:** Steuervorteile – wie etwa Sonderabschreibungen – machen den Kauf beziehungsweise die Finanzierung eines medizinischen Geräts vorteilhafter als Leasing. Darum sollten Sie prüfen, ob Sie entsprechende Sonderabschreibungen in Anspruch nehmen können.

7. **Versicherungen:** Zusätzliche Belastungen können beim Leasingvertrag dadurch entstehen, daß Sie Versicherungen abschließen müssen. Darum sollten Sie prüfen, welche Versicherungen Ihnen die Leasinggesellschaft vorschreibt.

3.7 Kommunikation

Die Kommunikation ist eine der Hauptaufgaben der Praxis, denn schließlich ist ärztliches Handwerk nur in sehr geringem Maße wirkliches Hand-Werk. Es ist viel mehr Informationsmanagement, und in diesem Bereich spielt Kommunikation eben die größte Rolle. Die Kommunikationskosten gewinnen daher auch immer mehr an Gewicht.

3.7.1 Alternativen zur Sprechanlage

Es beginnt bereits bei der Vernetzung innerhalb der Praxis. Noch immer werden für teures Geld Sprechanlagen eingebaut, obwohl sie in vielen Fällen eher neue Probleme verursachen als bestehende zu lösen. Der Datenschutz ist nicht gewährleistet, wenn Patienten die Durchsagen des Arztes an der Anmeldung mithören können. Die Anlage wird dann oft sehr leise eingestellt, damit die Patienten nicht mithören können. Der Effekt: Die Helferinnen verstehen dann meist auch nicht alles. Lästige Rückfragen und „gefährliche" Mißverständnisse sind nicht selten die Folge.

Ein weiteres Problem ist, daß bei der Sprechanlage gar nicht erkennbar ist, ob der gewünschte Kommunikationspartner überhaupt erreichbar ist. Eventuell gibt der Arzt seine Anweisungen und Wünsche an die unbesetzte Anmeldung durch. In anderen Fällen müssen Helferinnen das aktuelle Gespräch mit Patienten spontan unterbrechen, wenn der Arzt sich über die Anlage meldet. Das ist dem Gesprächsklima an der Anmeldung und damit dem Praxismarketing nicht gerade förderlich.

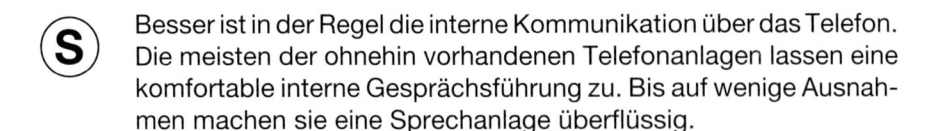

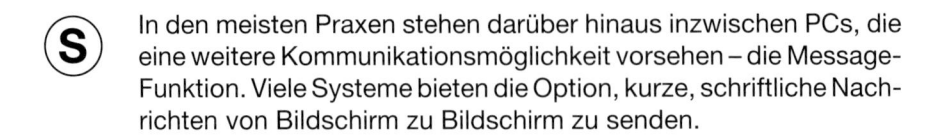

(S) Besser ist in der Regel die interne Kommunikation über das Telefon. Die meisten der ohnehin vorhandenen Telefonanlagen lassen eine komfortable interne Gesprächsführung zu. Bis auf wenige Ausnahmen machen sie eine Sprechanlage überflüssig.

(S) In den meisten Praxen stehen darüber hinaus inzwischen PCs, die eine weitere Kommunikationsmöglichkeit vorsehen – die Message-Funktion. Viele Systeme bieten die Option, kurze, schriftliche Nachrichten von Bildschirm zu Bildschirm zu senden.

Hervorragende Erfahrungen wurden auch mit Laufzetteln gemacht. Sie sind oft regelrechte „Spardosen" für Zeit und Geld. (S)

Der Arzt, der seinen Patienten einen Ausdruck mit den wichtigsten Informationen der Praxis mitgibt, spart in mehrfacher Hinsicht Zeit. Er schreibt weniger und braucht häufig nicht selbst zur Anmeldung zu kommen, mit allen damit verbundenen Vorteilen.

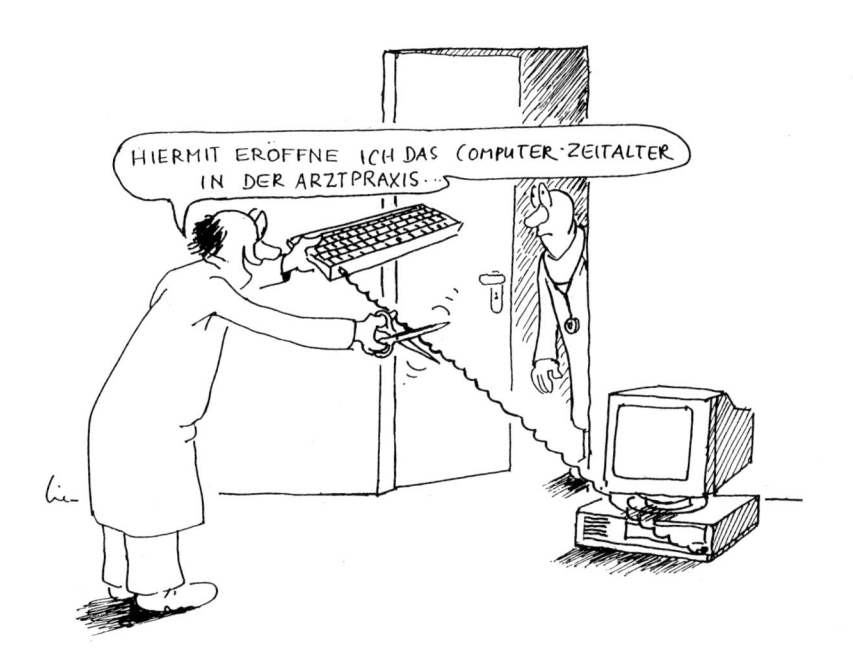

Muster Laufzettel

Patient _____ **Datum** _____ **Ankunft Uhrzeit** _____ **Termin** ☐ ohne ☐ Notfall ☐ Neu ☐

Beschwerden _____

Raum 1 ☐ 2 ☐ 3 ☐ 4 ☐ OP ☐ EKG ☐ Sono ☐

Gewicht _____ Größe _____ RR _____

Drucken RP ☐ AU ☐ Ü ☐ Mitgeben Urinbecher ☐ Stuhltest ☐

Broschüre _____

Neuer Termin / Wiederbestellung wann _____ in _____ Tagen / Wochen / Monaten

wozu ☐ Nachkontrolle ☐ Befundbesprechung ☐ Krankenhausvorb. ☐ Vorsorge
     ☐ Sono   ☐ Röntgen   ☐ Rektroskopie   ☐ Gastrokopie
     ☐ OP   ☐ Neuraltherapie   ☐ Homöopathie   ☐ Psychotherapie

Zeitvorgabe nächster Termin A ☐ B ☐ C ☐

Fremdbefund anfordern bei _____

Noch erledigen

was	sofort	wann in Tagen/Wochen	was	sofort	wann in Tagen/Wochen
LZ / RR	☐	_____	Lufu	☐	_____
Inhalation	☐	_____	Glison	☐	_____
KW	☐	_____	Tens	☐	_____
EKG	☐	_____	Verband	☐	_____
Bel. EKG	☐	_____	Injektion	☐	_____
LZ-EKG	☐	_____			
Labor	☐	_____	Infusion	☐	_____
lt. Laborzettel	☐	_____	Impfung	☐	_____

was _____   was _____

Selbst wenn der Arzt den Patienten noch zur Anmeldung begleitet, braucht er dort nicht mehr zu warten, bis eine Helferin seine Anweisungen entgegen nehmen kann – der Laufzettel sagt (fast) alles.

Die Kosten für ein derartiges Kommunikationsformular sind gering, der Nutzen ist aber in den meisten Praxen enorm. Nebenstehend finden Sie ein Musterexemplar für einen solchen Laufzettel.

3.7.2 Telefonanlagen

Einer der größten Kostenblöcke in Sachen Kommunikation sind nach wie vor die teuren Mietverträge für überdimensionierte Telefonanlagen, die den Ärzten jahrelang aufgeschwatzt wurden. Einige hundert, manchmal über tausend Mark zahlen manche Ärzte monatlich für Ihre Telefonanlagen. Teilweise sind sie in langfristigen Mietverträgen gebunden, die immer wieder automatisch verlängert werden, wenn man den richtigen Kündigungszeitpunkt verpaßt.

Sofern auch Sie unter einem solch kostspieligen Vertrag leiden, sollten Sie versuchen, so schnell wie möglich auszusteigen. Der Vertragspartner kann in der Regel zwar für die Hälfte der Restlaufzeit die Miete verlangen, doch könnte sich Nachrechnen auszahlen. Eventuell lohnt sich ein Ausstieg trotzdem.

Gute, moderne Telefonzentralen mit zwei Leitungen und sieben Nebenstellen gibt es bereits für einen Kaufpreis von ca. DM 350,-. Telefone gibt es ab DM 30,-.

3.7.3 Neue Telefondienstleister

Bei den Ortsgesprächen ist die Telekom in der Regel noch günstiger bzw. ohnehin einziger Anbieter. In einigen Regionen, vor allem in größeren Städten, gibt es allerdings auch dazu bereits interessante Alternativen. Fragen Sie nach regionalen Anbietern in Ihrem Raum wie z.B. netcologne in Köln, cnb in Bremen, NEFcom in Nürnberg usw.

Im Fern- und Nahbereich (auf neudeutsch German Call und Regio Call) sowie bei den Verbindungen zu Mobilfunkanschlüssen sind etliche Anbieter zu bestimmten Zeiten günstiger als die Telekom. Einsparungen zwischen 10 und 50 % lassen sich realisieren.

Darüber hinaus gibt es Rabatte für Viel-Telefonierer. Der Mindestumsatz liegt dabei allerdings meist bei 400 bis 500 Mark, ein Wert, der nur von wenigen Praxen erreicht wird. Beim Vergleich der Konditionen sollten Sie beachten, ob Extra-Konditionen für Geschäftskunden günstiger oder ungünstiger sind.

Meist wird mit diesen neuen Alternativen zur Telekom das sogenannte Call-by-Call-Verfahren ohne Vertragsabschluß angewendet. Der Anrufer wählt dazu lediglich eine bestimmte Nummer, die Vorwahl des Anbieters, und dann erst den gewünschten Anschluß. Damit wird das Gespräch über den gewählten Anbieter zu dessen Konditionen abgerechnet, nachzulesen auf der Rechnung der Telekom.

Die zweite Variante ist die Call-by-Call-Funktion mit Vertrag. Dabei überlassen Sie dem Anbieter (Provider) einige Daten und bekommen dann die entsprechenden Einheiten auf einer gesonderten Rechnung zugesandt. Meist verlangen diese Anbieter allerdings eine Bankeinzugsermächtigung oder eine Bezahlung per Kreditkarte.

Anstatt jeweils die Vorwahl des günstigsten Partners zu wählen, kann auch eine Festverbindung geschaltet werden: Dann führt jede am Anfang gewählte 0 ins Netz des Anbieters.

Das zur Zeit größte Problem ist allerdings die Unübersichtlichkeit des Marktes. Die diversen Anbieter im Telekommunikationsmarkt ändern, verbessern und passen derzeit ihre Tarife fast wöchentlich an, so daß eine generelle Aussage, wer denn nun der günstigste ist, leider nicht getroffen werden kann.

Von daher bietet sich für die meisten Praxen vorläufig in erster Linie das Call-by-Call-Verfahren an, bei dem die Netzvorwahl des jeweils günstigsten Anbieters vor die gewünschte Telefonnummer gesetzt wird. Bei Telefonen mit Kurzrufspeicher können die zwei oder drei günstigsten programmiert werden.

Zum Zeitpunkt der Erstellung dieses Textes war Arcor im Regionalbereich der günstigste Anbieter, während Mobilcom werktags und am Wochenende von 6 - 21 Uhr der preiswerteste war. Nachts, nach

21 Uhr, war TelDaFax noch billiger, dort kostete die Verbindungsminute lediglich 14 Pfennige.

Aktuelle Informationen zu den Anbietern gibt es unter den überwiegend gebührenfreien Info-Nummern.

Liste der Anbieter von Telefondiensten

Name	Info	Netzvorwahl
ACC	0130/124220	01049
debitel	01805/123123	01018
arcor	0130/127212	01070
Mobilcom	01805/252827	01019
o.tel.o	01803/1998	01011
RLS Com	0130/763045	01015
Talkline	01802/2000	01050
TelDaFax	06423/94230	01030
Tele 2	0800/2401013	01013
Telepassport	069/75391000	01024
Viag Interkom	01803/232376	01090
Westcom	01805/671686	01085

Inzwischen gibt es im Fachhandel auch Minicomputer, die die Auswahl der jeweils preiswertesten Verbindung vornehmen. Zwischen Telefon und TAE-Dose geschaltet, bietet ein Gerät wie z.b. der Telejet Tarifmanager eine automatische Berücksichtigung sämtlicher jeweils am Markt befindlicher Anbieter. Das Gerät kostet zur Zeit DM 99,- zuzüglich DM 4,- für die monatliche Aktualisierung der Anbieterdaten. Alternativ ist das Gerät für DM 9,90 pro Monat zu mieten. In Fachzeitschriften wurden mittlerweile auch andere Gerätetypen vorgestellt.

Mit der nebenstehenden Checkliste stellen Sie auch ohne Minicomputer weitestgehend sicher, daß die jeweils günstigste Call-by-Call-Verbindung gewählt wird. Lassen Sie die Gebühren monatlich, mindestens quartalsweise, von einer Helferin überprüfen.

Eine Kopie der ausgefüllten Checkliste sollte neben jedem Telefon und Faxgerät liegen.

Checkliste: Vergleich von Telefondiensten / Call-by-Call

Uhrzeit von / bis	Nummer	Kurzwahltaste	Unternehmen	Letzter Vergleich
City Call				
Regio Call				
German Call				
Global Call				
Mobilnetz				
Uhrzeit von / bis				
City Call				
Regio Call				
German Call				
Global Call				
Mobilnetz				
Uhrzeit von / bis				
City Call				
Regio Call				
German Call				
Global Call				
Mobilnetz				
Uhrzeit von / bis				
City Call				
Regio Call				
German Call				
Global Call				
Mobilnetz				

Zusätzlich sollten Sie bei der Wahl des Telefonnetzanbieters folgendes beachten: Verfügt deren Leitungsnetz über ausreichend große Kapazität? Gerade bei den günstigsten Anbietern kam es in letzter Zeit häufiger zu Netzüberlastungen. Da ertönte bereits das Besetztzeichen, sobald die Vorwahl des Providers gewählt wurde. Durch den erhöhten Zeitaufwand für die dann notwendige mehrmalige Anwahl kann die Ersparnis aber wieder zunichte gemacht werden. Von den lästigen Unterbrechungen des Arbeitsablaufs ganz zu schweigen. Testen Sie also die Anbieter nach dem alten Telekom-Motto: Ruf' doch mal an.

3.7.4 Telefon-Verhalten

Abgesehen von Investitions- und Anbieterkosten können Sie mit einigen weiteren Maßnahmen Ihre Kommunikationskosten senken.

Kurz und knapp

Eine erste einfache und fast immer greifende Maßnahme ist es, die Telefonate zu mindern. Rufen Sie weniger an und fassen Sie sich kürzer. Eine schlichte Sanduhr neben dem Telefon hat oft schon eine das Gespräch drastisch verkürzende Wirkung.

Ebenfalls mindernd auf die Gesprächszeit wirkt sich aus, wenn Gespräche vorbereitet, z.B. Unterlagen vorher herausgesucht werden. Sie vermitteln dadurch außerdem einen professionelleren Eindruck.

Rückrufaktion

Lassen Sie möglichst die Gesprächspartner zurückrufen. Diese Regel sollte allerdings bei Patientengesprächen vorsichtig gehandhabt werden. Hier ist es eine Gratwanderung, denn ein Rückruf ist ein Service der Praxis, der auch eine Marketing-Wirkung hat. Zumindest die wichtigen Patienten sollten daher von der Praxis zurückgerufen werden. Eine Markierung auf der Karteikarte oder im Computer kennzeichnet diese Patienten.

Kollegen, Kankenhäuser, Kassen, Ämter, Verkäufer usw. sollten Sie jedoch, wann immer möglich, zurückrufen lassen.

Telefondurchwahl

Von häufigen Gesprächspartnern z.B. in Klinik oder KV sollten Sie die Durchwahlnummern im Praxis-Telefonverzeichnis eintragen. Das spart gegenüber der Vermittlung über die Zentrale Zeit und Geld. Die Durchwahl ist zeitsparend und kostet de facto erst bei erfolgreicher Anwahl, während die Vermittlung Telefongebühren verbraucht, auch wenn der gewünschte Gesprächspartner nicht erreichbar ist.

Auskunft auf CD

Sollten Sie oder Ihre Helferinnen häufiger die Telefonauskunft in Anspruch nehmen, können Sie vielleicht mit einer Adreß-CD Geld sparen. Voraussetzung ist natürlich ein PC mit CD-ROM-Laufwerk. Die aktuellsten CDs mit nahezu sämtlichen Telefonnummern Deutschlands kosten rund DM 40,-. Wenn Ihnen eine ältere Version genügt, brauchen Sie oft nicht einmal DM 20,- dafür auszugeben. Eine einzige Telefonauskunft verschlingt dagegen im Normalfall schon rund DM 2,- Telefongebühren. Bei der Telekom (11833) wird zunächst die Grundgebühr von DM 0,96 fällig, jeder weitere 3,8-Sekunden-Takt kostet DM 0,12.
Beim Auskunftsunternehmen Telegate (11880) beträgt die Grundgebühr DM 0,97, während jeder weitere 7,5-Sekunden-Takt DM 0,12 kostet.

Eine CD kann also schnell eine lohnende Anschaffung werden, zumal diese Silberlinge einen weiteren Vorteil haben. Dort sind nicht nur die Telefonnummern, sondern die kompletten Adressen erfaßt. Suchen Sie also eine korrekte Patientenanschrift, können Sie die meisten ebenfalls von der CD holen und sparen sich so eine teure Auskunft oder Anfrage beim Einwohnermeldeamt.

Servicenummern

Bei Versandunternehmen sollten Sie für telefonische Bestellungen die gebührenfreien Nummern bevorzugen. Obwohl das eigentlich eine Selbstverständlichkeit ist, ignorieren manche Zeitgenossen beharrlich derartige Serviceangebote und verschenken bares Geld. Gibt es also kostenfreie Bestellanschlüsse (0130... oder 0800...), nutzen Sie diese!

Wenn Sie vorher noch die Artikelnummern, Kundennummer etc. auf die in fast jedem Katalog enthaltenen Bestellformulare schreiben, spart das zusätzlich Zeit.

3.7.5 Fax statt Telefon

Statt eines Telefonates ist ein Fax oft günstiger. Per Hand auf ein Notizblatt geschrieben, erreichen Nachrichten so schnell und sicher den Adressaten. Da in der Regel nur die wesentlichen Informationen vermittelt, nicht wie beim Telefonieren Floskeln produziert und zeitraubende Plaudereien riskiert werden, ist die Kommunikation auf diesem Wege wesentlich günstiger.

Mit dem Fax und unter Umständen auch mit dem Telefon können auf jeden Fall Portokosten gespart werden. Eine Postkarte kostet inzwischen schließlich bereits eine Mark und ein Brief DM 1,10. Ein kurzes Gespräch kostet im City-Call-Bereich eine Einheit, ein zweiseitiges Fax kostet zwischen 5.00 Uhr und 9.00 Uhr je nach Entfernung zwischen DM 0,12 (Ortsnetz) und DM 0,72 (Fern).

Mit einem programmierbaren Faxgerät kann nachts zwischen 2 und 5 Uhr gesendet werden. Selbst im Fernbereich kostet ein Fax dann nur DM 0,12.

Wenn Sie Telefonkosten sparen wollen, dann sollten Sie vor allem mit dem Spitzentarif sensibel umgehen. Die Zeit zwischen 9.00 Uhr und 12.00 Uhr vormittags sollte also nur absolut dringenden Telefonaten vorbehalten sein. In diesem Zeitraum ist es besser, nicht zu faxen oder unnötig anzurufen, denn dann rasseln die Einheiten auf dem Zähler im Spitzentempo.

Die ohnehin schon günstige Benutzung des Faxgeräts kann noch weiter beschleunigt werden, wenn einige Regeln eingehalten werden. Ein eigenes Deckblatt oder überflüssige Angaben sollten Sie sich ebenso verkneifen wie farbiges Papier. Letzeres verschlechtert beim Empfänger die Lesbarkeit und läßt das Faxgerät den Text langsamer abtasten. Gleiches gilt für kariertes Papier. Auch hier tastet das Fax jeden Millimeter des Blatts sorgfältig ab. Wählen Sie am Gerät möglichst immer die geringstmögliche Auflösung und die höchstmögliche Geschwindigkeit. Sofern Sie lediglich kurze Nachrichten versenden, verzichten Sie auf DIN A4-Papier und verwenden Sie ein kleineres Format.

3.7.6 E-Mail

Kurze Nachrichten lassen sich oft noch günstiger per E-Mail versenden. Leider ist die noch geringe Verbreitung ein Problem. Nur eine Minderheit unter den Ärzten verfügt über einen E-Mail-Anschluß. Doch viele KVen, Pharmafirmen und Geschäftpartner sind bereits an das Netz angebunden.

Per E-Mail können Sie übrigens nicht nur schnöde Texte übermitteln. An jeden Brief können beliebige Dateien angehängt werden. Größere Texte, Tabellen oder auch Bilder lassen sich so schnell, komfortabel und günstig verschicken. Kein Umschlag, Karton, keine sonstige aufwendige Verpackung, kein Gang zur Post ist erforderlich, und der komplette „Brief" ist innerhalb weniger Sekunden beim Empfänger – überall auf der Welt und fast immer zum Ortstarif.

Wenn Sie per E-Mail arbeiten, sollten Sie allerdings die Briefe nicht erst verfassen, wenn Sie sich schon ins Online-System eingewählt haben. Ansonsten wird der Kosteneffekt schnell ins Gegenteil umschlagen. Mit fast allen E-Mail-Programmen können Sie Briefe komplett fertigstellen und zunächst in einen „Ausgangskorb" legen. Sobald Sie alle Briefe beendet haben, lassen Sie die Post vom Computer versenden – möglichst im günstigsten Tarifzeitraum.

Selbiges gilt übrigens auch für andere Telekommunikationsanwendungen wie z.B. Homebanking. Diese Prozedur wird sogar ausgesprochen teuer, wenn die gesamten Vorgänge erst eingetippt werden, wenn die Verbindung zum externen Computer bereits hergestellt worden ist. Sie sollten also erst nachdem alle Formulare ausgefüllt worden sind (offline) den fremden Rechner anwählen (online) und die Daten en bloc überspielen.

Als Software für das Homebanking bietet sich unter anderem „Quicken" oder eine andere Finanzverwaltungs-Software an. Über diese Programme können Sie sich Kontoauszüge holen oder von zu

Hause aus Überweisungen tätigen. Für etwas fortschrittlichere EDV-Anwender läßt sich gar ein bequemer Austausch von Disketten mit dem Steuerberater arrangieren. Sollte dieser dadurch weniger Arbeit haben, so könnten Sie mit ihm ja über eine Senkung des Beraterhonorars reden.

3.7.7 Direktpost

Porto sparen können Sie ferner, indem Sie Befundberichte, Rechnungen etc. dem Patienten möglichst gleich mitgeben. Dazu ist natürlich eine entsprechende Organisation nötig. Doch einmal installiert sparen Sie damit das ganze Praxisleben lang einen Teil der Kosten in diesem Bereich.

Gleiches gilt für Rezepte. Auch hier ist sicherzustellen, daß sie nur in absoluten Ausnahmefällen versendet werden müssen. Doch Vorsicht: Lassen Sie dabei die nötige Sensibilität walten. Also hängen Sie nicht schon morgen ein Schild ins Wartezimmer, daß wegen der hohen Portokosten und der angespannten Kostensituation kein Versand von Rezepten und Überweisungen per Post mehr erfolgen kann! Damit verschrecken Sie Patienten und Sie wollen doch Kosten mindern – nicht Umsätze.

3.7.8 Portokasse

Sinnvoll ist auch die Anschaffung respektive Benutzung einer Briefwaage. Immer wieder bekommen wir von Ärzten Briefe mit überhöhter Portoauszeichnung. Kürzlich erhielten wir einen Brief, der mit DM 2,20 hätte frankiert werden müssen. Über DM 5,00 (!) in bunten Marken waren statt dessen dort aufgeklebt.

Doch auch wenn Sie weniger als nötig frankieren, kann das unangenehme Folgen haben. Erhält ein Patient eine Sendung von Ihnen, muß aber Nachporto entrichten, haben Sie trotz des Service bestimmt keinen Freund gewonnen.

Ihre Helferinnen sollten sich also mit den aktuellen Gebühren der Post auseinandersetzen. Sorgen Sie dafür, daß immer eine funktionierende Briefwaage und eine gültige Portotabelle an der Postversandstelle der Praxis vorhanden sind.

(S) Von Ihren Lieferanten sollten Sie Bestellformulare und Rücksende-Umschläge (möglichst mit Aufdruck „Gebühr bezahlt Empfänger") verlangen. Sie glauben gar nicht, wie viele dazu anstandslos bereit sind. Selbst Ihre KV verfügt eventuell über derartige Umschläge – fragen Sie und nutzen Sie derartige Angebote.

3.8 Miete

3.8.1 Praxisstandort

Hinterfragen Sie, ob der Status quo so sein muß, wie er ist. Zunächst steht die Standortwahl auf dem Prüfstand. Natürlich sollte diese in erster Linie unter Erfolgsgesichtspunkten betrachtet werden. Die Lage muß so gewählt sein, daß ein ausreichend großer Teil Patienten die Praxis leicht finden und bequem erreichen kann. Die Größe der Praxis muß der erforderlichen Funktion entsprechen.

Ist für den Praxiserfolg tatsächlich die Lage in einer Jugendstil-Villa unverzichtbar? Oder reicht nicht auch das schlichte Bürogebäude drei Grundstücke weiter? Müssen 150 qm angemietet werden oder ist eine Etage mit 120 qm ausreichend? Ist ein 40 qm großes Wartezimmer erforderlich oder kann durch eine funktionierende Terminplanung dafür gesorgt werden, daß sich ohnehin nie mehr als fünf bis sieben Patienten in der Praxis aufhalten? Diese Überlegungen müssen schließlich noch danach beurteilt werden, ob DM 10,- oder DM 25,- pro qm zu entrichten sind.

3.8.2 Mietpreisverhandlungen

Unabhängig hiervon gilt es, knallhart zu verhandeln. Jede Mark, die Sie den Mietpreis herunterhandeln, bringt Sie Ihrem Sparziel näher. DM 18,- statt DM 20,- sind für den Vermieter in der Regel akzeptabel, und ergeben für Sie die 10 %, die einen Beitrag zu Ihrer zusätzlichen privaten Altersversorgung leisten.

Sollten Sie bereits einen langjährigen Mietvertrag eingegangen sein, denken Sie daran: Nachverhandeln ist möglich.

◆ TIP

Mietkonditionen sind zeitlich begrenzt festgelegt. Aber Zeiten ändern sich, und darum sollten Sie dieses Thema nicht nur beim Erstbezug bereden. Auch im nachhinein können Sie mit dem Vermieter immer wieder über den Preis verhandeln. Inwieweit er sich darauf einlassen wird, hängt von Ihren Argumenten ab. Es zeigt sich, daß derzeit die Preise für Büromieten überall sinken. Holen Sie die Zahlen über ortsübliche Vergleichsmieten (Banken, Makler, Stadtverwaltung) ein. Denken Sie bei anstehenden Verhandlungen daran, daß Sie als Arzt schließlich ein begehrter, weil seriöser und solventer Mieter sind.

TIP Ist Ihr Vermieter zufällig Apotheker, dann hat er einem „verschreibungsgewaltigen" Arzt, also Ihnen gegenüber, ein vitales Interesse an dem Praxisbetrieb, sprich Ihrer Tätigkeit. Die ist für ihn bares Geld wert. Ihre Miete läßt sich in diesem Fall auch unter das Niveau einer Vergleichsmiete handeln.

Argumente für die Verhandlung mit Vermietern können Sie jeder Einkommensstatistik entnehmen. Können Sie Umsatzverluste Ihrer Fachgruppe nachweisen, ist Verhandlungsbedarf gegeben. Sie sollten dann versuchen, daß sich Ihre „Lieferanten", und dazu zählt auch Ihr Vermieter, daran beteiligen. Verhandlungsbedarf kann sich gegebenenfalls jährlich aufs Neue ergeben!

S Zu einem der auf Dauer wichtigen, weil unter Umständen kostenintensiven Posten zählt die Beheizung der Praxisräume. Der Vermieter wird die entstehenden Kosten voll auf Sie abwälzen, und hat von daher kein eigenes Interesse daran, eine energiesparende Heizung einzubauen oder wärmedämmende Maßnahmen einzuleiten. Können Sie ihn davon überzeugen, sind Sie Ihrem Ziel schon wieder ein Stück näher gekommen. Um rund DM 20.000,- lassen sich die Gesamtkosten in 25 Jahren allein durch Heizkostenersparnisse senken.

Die Beheizung ist nur ein Posten im Block der Raumnebenkosten, die leider nur schwer zu beeinflussen sind - manchmal auch überhaupt nicht. Diese Kosten, die häufig als „zweite Miete" bezeichnet werden, können je nach Mietvertrag eine nicht unerhebliche Abgabenlast für den Mieter bedeuten.

Als Raumnebenkosten werden im allgemeinen Kosten für

- Entwässerung,
- Allgemeinstrom,
- Müllabfuhr,
- Straßenreinigung,
- Grundsteuer,

- Schornsteinreinigung,
- Sach- und Haftpflicht,
- Aufzug,
- Hausreinigung,
- Hausverwaltung

angesetzt. Oftmals ist in den Mietverträgen genau festgehalten, welche Nebenkosten ein Mieter zu tragen hat.

Beachten Sie bitte, daß nur die Posten, die im Vertrag genannt sind, gezahlt werden müssen. Prüfen Sie Ihre Mietabrechnung also in dieser Hinsicht. Vielleicht steckt hier ja doch noch ein kleines Kostensparpotential.

Als Durchschnittswert für die gesamten Nebenkosten werden übrigens im allgemeinen 5,00 DM bis 6,00 DM pro qm angesetzt.

3.8.3 Weitere Einsparmöglichkeiten

Eine immer häufiger genutzte Möglichkeit bei den Mieten/Raumkosten/Raumnebenkosten zu sparen, sind Kooperationen. Im Kapitel 3.10 Praxisnetze/Kooperationen werden die Vorteile erläutert, die sich daraus ergeben können. Speziell im Kostenbereich Miete gibt es aber noch einige erwähnenswerte Einsparmöglichkeiten, die Sie beachten sollten.

So werden z.B. viele Arztpraxen zu bestimmten Zeiten nicht für den Medizinbetrieb genutzt (Mittwoch nachmittags, samstags). Vielleicht möchte in dieser Zeit jemand eine Ernährungsberatung oder einen Gymnastikkurs in Ihren Räumen durchführen, oder die Räumlichkeiten für eine andere der vielen Initiativen nutzen, die sich hier anbieten (Stillgruppen, etc.). Auch wenn die Beteiligung an den Kosten in den meisten Fällen nicht besonders üppig ausfällt, so ist es doch wieder ein Beitrag, um die angestrebten 10% Gesamteinsparungen zu erreichen.

Sie sollten diesen Punkt allerdings unbedingt mit Ihrem Steuerberater absprechen. Es könnte Fälle geben, in denen Sie mit der

Überlassung der Räume zum gewerblichen Unternehmer werden. Vor den unter Umständen äußerst negativen Folgen sei auch an dieser Stelle noch einmal gewarnt.

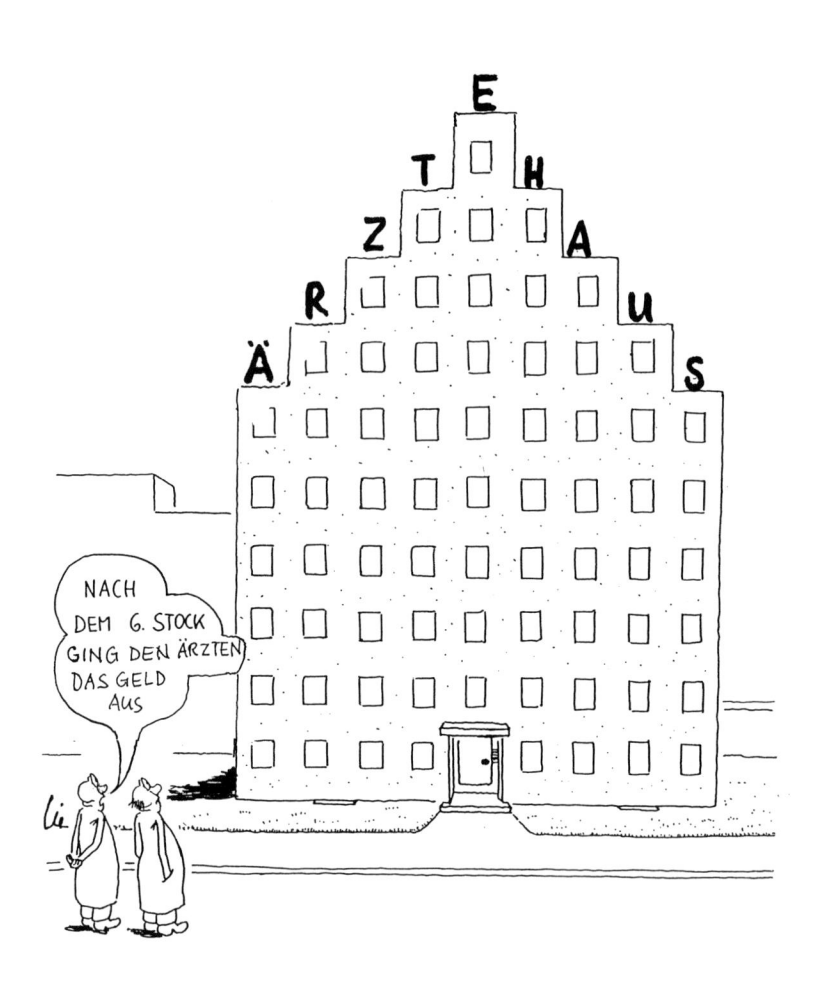

3.9 Personal

Vor allem in diesem Bereich wird in der Regel ein großes Sparpotential vermutet und oft auch realisiert, schließlich ist diese Position in den meisten Praxen tatsächlich der größte Kostenblock.

Nur, viel sparen zu können, heißt noch lange nicht, das Sparziel – mehr Gewinn – tatsächlich zu erreichen. So hat sich gerade in diesem Bereich schon mancher gewissermaßen in den Ruin gespart.

Die Arztpraxis ist ein Dienstleistungsbetrieb, und die Helferinnen sind eine wichtige Dienstleistungskomponente. Sie können darüber hinaus viele Arbeiten kostengünstiger erbringen als der Arzt. Deshalb kann unbedachtes Sparen in diesem Bereich, z.B. in Form einer Herabstufung oder Entlassung von Helferinnen, zu weniger Qualität und damit zu Unzufriedenheit bei den Patienten führen. Als letzte Konsequenz wandern die Patienten ab, so daß sich nach der Sparmaßnahme kurzfristig zwar eine Gewinnverbesserung, mittelfristig jedoch eine wesentliche Verschlechterung einstellen kann.

Das Bestreben sollte immer sein, mit dem Personal Geld zu verdienen. Schließlich stellen Sie niemanden aus Mitleid ein. Eine Helferin sollte Ihnen ermöglichen, pro Monat ca. DM 1.000,- mehr Gewinn zu erzielen. Wenn ein geringerer Betrag zu Buche schlägt, lohnt sich das unternehmerische Risiko, Personal zu beschäftigen, eigentlich nicht. In diesem Fall sollten Sie ernsthaft überlegen, ob nicht eine radikal verkleinerte Praxis ohne Helferinnen die für Sie bessere Lösung darstellt.

Doch auch ohne gänzlichen Verzicht auf Personal sind enorme Sparpotentiale in diesem Bereich zu erzielen, ohne gleich in unvernünftige Panikmaßnahmen verfallen zu müssen.
Ein wichtiges Kriterium ist bereits die Auswahl der Mitarbeiterinnen.

3.9.1 Die richtige Wahl

Eine Helferin verursacht im Jahr zwischen DM 35.000,- und 60.000,- an Kosten. Eine Fehlentscheidung in diesem Bereich kostet oft sogar wesentlich mehr, weil noch einige Kostentreiber hinzukommen: Abfindungen, zusätzlich benötigtes Aushilfspersonal (bei vermehrten Ausfällen), Einarbeitungszeiten, Inserate, Einstellungsgespräche, unzufriedene Patienten, ein gestörtes Betriebsklima, eine chaotische Organisation usw. Und dennoch wird auf die Auswahl einer neuen Helferin meist weniger Energie und Sorgfalt verwendet, als wenn andere Investitionsentscheidungen in weitaus geringerer Größenordnung anstehen.

Warum ist das so? Es hat wahrscheinlich damit zu tun, daß wir Menschen uns gern weg vom Schmerz, hin zur Freude bewegen. Vor der Anschaffung z.B. eines modernen Ultraschallgeräts steht ein Investitionsblock von einigen zigtausend Mark im Raum und belastet. Sich diesem Schmerz auszusetzen, läßt sich nicht vermeiden. Bei einer Personalentscheidung braucht man zunächst nur die monatlichen Kosten zu betrachten. Viele sehen sogar nur das Gehalt und denken nicht einmal an die diversen Nebenkosten. Dem schmerzhaften Risiko der großen Zahl kann sich der Arzt hier bequem entziehen und tut es genau aus diesem Grunde oft genug – zu oft.

Machen Sie sich vor jeder Personalentscheidung klar, um welche Summen es wirklich geht. Es fällt Ihnen dann leichter, eine gründliche Auswahl vorzunehmen, auch wenn dies lästig und zeitraubend ist.

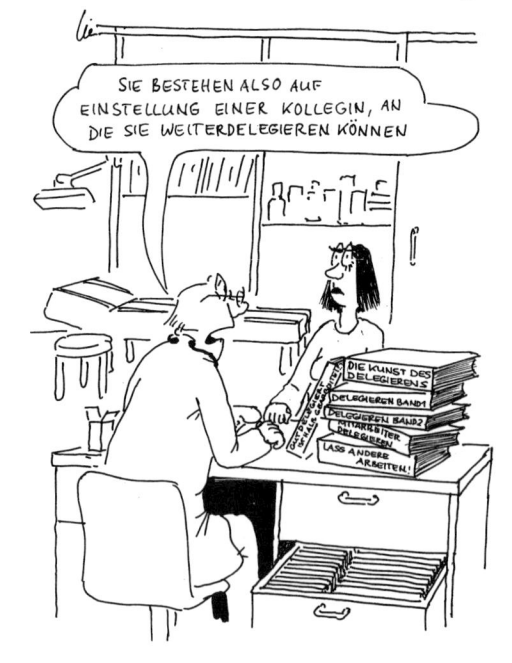

Tabelle: Arzthelferinnengehälter in DM

Berufsjahr	Tätigkeits gruppe	I	II	III	IV
1. – 3. WEST		2.393			
1. – 3. OST		1.915			
4. – 6. WEST		2.613	2.744		
4. – 6. OST		2.091	2.196		
7. – 10. WEST		2.833	2.975	3.117	3.400
7. – 10. OST		2.267	2.380	2.494	2.720
11. – 16. WEST		2.998	3.148	3.298	3.597
11. – 16. OST		2.399	2.519	2.639	2.878
17. – 22. WEST		3.191	3.352	5.511	3.830
17. – 22. OST		2.553	2.682	2.809	3.064
ab dem 23. WEST		3.384	3.553	3.722	4.060
ab dem 23. OST		2.708	2.843	2.978	3.248

Tätigkeitsgruppe 1
Ausführen von Tätigkeiten nach Anweisung, wobei Fachkenntnisse vorausgesetzt werden, wie sie durch eine abgeschlossene Berufsausbildung als Arzthelferin mit der Prüfung vor der Ärztekammer erworben werden.

Tätigkeitsgruppe 2
Ausführen von Tätigkeiten nach allgemeinen Anweisungen, wobei vertiefte Fachkenntnisse vorausgesetzt werden, die über die Anforderungen in Gruppe 1 hinaus erworben worden sind. Es werden drei Berufsjahre vorausgesetzt.

Tätigkeitsgruppe 3
Weitgehende selbständige Ausführung von Tätigkeiten, die gründliche Fachkenntnisse und mehrjährige Erfahrung sowie Fortbildung oder die Aneignung zusätzlicher Kenntnisse aus einem bestimmten Gebiet erfordern und die in der Regel mit der Übernahme besonderer Verantwortung verbunden sind. Es werden sechs Berufsjahre vorausgesetzt.

Tätigkeitsgruppe 4
Selbständiges Ausführen von Tätigkeiten, die besondere Anforderungen an das fachliche Können und das Verantwortungsbewußtsein stellen und die in der Regel mit Leitungsfunktionen (Personalführung, Weisungbefugnisse) verbunden sind.

Personalkosten pro Jahr (Arztherferin im 4. Berufsjahr / West)

Tarifgehalt Tätigkeitsgruppe I	Betrag (DM)
2.613,- x 13 Monate	33.969,00
Vermögenswirksame Leistungen	
52,- x 12 Monate	624,00
	34.593,00
(*RV / KV / AV / PV) 20,80 %	7.195,34
Jahresbeitrag zur BG	95,00
Personalkosten im Jahr	41.883,34
*AV, KV, RV, PV = Arbeitslosen-, Kranken-, Renten-, Pflegeversicherung Berechnungsbasis: RV 10,15 %; AV 3,25 %; KV 6,55 %; PV 0,85 %	

Personalkosten für auszubildende Arztherferinnen

	1. Jahr	2. Jahr	3. Jahr
Monatsvergütung in Westdeutschland	880	960	1040
in den neuen Bundesländern	650	840	920
Pro Jahr für eine auszubildende Arzthelferin			
Tarifgehalt 13 Monate	**11.440,00**	**12.480,00**	**13.520,00**
VWL 12 Monate (1/2)	312,00	312,00	312,00
	11.752,00	12.792,00	13.832,00
Arbeitgeberanteil zur Sozialversicherung			
(RV / KV / AV / PV insges. 20,80 %	2.444,42	2.660,74	2.877,06
Jahresbeitrag zur BG	95,00	95,00	95,00
Zuschüsse Fahrgeld, Literatur	480,00	480,00	480,00
Personalkosten gesamt	**14.771,42**	**16.027,74**	**17.284,06**
in den neuen Bundesländern	**11.159,50**	**14.143,26**	**15.399,58**

3.9.2 Sparen durch Ausbildung

Gute, mit Bedacht ausgewählte Auszubildende sind nicht zuletzt unter Kostengesichtspunkten interessant, denn es sind relativ preiswerte Arbeitskräfte. Nach wenigen Tagen können Sie Ihnen bereits selbständig diverse Arbeiten übergeben. Dadurch schaffen Sie Ihnen den ausgebildeten Helferinnen mehr Freiräume, als zeitlicher Aufwand für die Ausbildung verloren geht. Schon nach wenigen Monaten sind die Lehrlinge als nahezu vollwertige Kräfte flexibel einsetzbar.

Vielleicht werden manche jetzt einwenden: „Ja, aber nur wenn man sich in Bezug auf Einsatzwillen und Fähigkeiten der eingestellten Auszubildenden nicht getäuscht hat." Das ist zwar grundsätzlich richtig, doch nicht allgemeingültig, denn im Vorlauf möglicher Einstellungen können Sie durch systematisches Vorgehen und die richtige Strategie Ihre „Trefferquote" optimieren.

3.9.3 Stellenanzeigen sind Werbung

Am falschen Ende sparen viele gerne, wenn es um die Gestaltung von Stellenanzeigen geht. Zeitungsanzeigen kosten Geld, doch die Zeit für Bewerbungsgespräche kostet mehr und eine Fehlbesetzung noch sehr viel mehr. Treffen Sie daher möglichst bereits mit dem Anzeigentext eine Zeit und Kosten sparende Vorselektion. Mehrere Umfragen bei Arzthelferinnen auf Stellensuche, denen verschiedene Originalanzeigen vorgelegt wurden, lieferten ein interessantes Ergebnis: Den größten Zuspruch von engagierten Top-Helferinnen erhielt der ausführlichste Text, mit freundlichen Formulierungen, in dem von Team und Integration, aber auch von höchsten Anforderungen und einem überdurchschnittlichen Einsatz die Rede war. Die knappe Aussage: „Arzthelferin für gynäkologische Praxis in Münster gesucht" bekam so gut wie keine Stimme von den fähigsten Helferinnen. Gestalten Sie Ihre Insertion also bewußt als Werbung, um möglichst viele ausgezeichnete Kräfte anzusprechen. Formulieren Sie spezifizierte Aussagen statt vage gehaltener Offerten. Geben Sie Hinweise auf ein gutes Betriebsklima, feste Arbeitszeiten und dergleichen mehr. Machen Sie Ihre Praxis interessant!

TIP Denken Sie daran, daß die Anzeige gleichzeitig eine wichtige (erlaubte) Werbung für die Praxis ist, denn sie wird nicht nur von potentiellen Helferinnen, sondern auch von potentiellen Patienten gelesen.

3.9.4 Zuschüsse vom Arbeitsamt

M Eine interessante Sparmöglichkeit ergibt sich unter Umständen, wenn Sie bei der Suche nach Helferinnen das Arbeitsamt einschalten. Hier hat mancher zwar schon schlechte Erfahrungen machen müssen, doch es gibt auch zahlreiche positive Beispiele. Nicht jede arbeitslose Helferin ist arbeitsscheu. Oft trifft genau das Gegenteil zu: Eine unverschuldete Arbeitslosigkeit bewirkt einerseits eine besonders hohe Motivation, die neue Chance zu nutzen, und andererseits Bescheidenheit bei den Gehaltsforderungen. Arbeitslose Helferinnen sind nicht zwangsläufig untauglich – manchmal sind sie nach einer Lehre bloß nicht übernommen worden oder einfach nur an die „falsche" Praxis geraten.

Unter dem Gesichtspunkt des Kostensparens kann die Einstellung einer Arbeitslosen allein schon deshalb vorteilhaft sein, weil ein Teil des Gehalts unter bestimmten Voraussetzungen für einige Zeit vom Arbeitsamt übernommen werden kann. Gerade für Langzeitarbeitslose und zusätzliche Neueinstellungen gibt es zum Teil erkleckliche Zuschüsse. Für junge Praxen (höchstens 2 Jahre) gibt es unter Umständen zusätzliche Sonderkonditionen vom Arbeitsamt. Behinderte Helferinnen werden von der Hauptfürsorgestelle mit weiteren Beihilfen unterstützt.

Ferner gibt es ein besonderes Ausbildungsplatzprogramm, im Rahmen dessen für jeden geschaffenen Ausbildungsplatz ein kostengünstiger Kredit gewährt wird. Auch bei der Umschulung von Fachfremden können in einigen Bereichen Gelder locker gemacht werden. In manchen Fällen ist die Höhe der Zuschüsse Verhandlungssache mit dem Arbeitsamt. Auf jeden Fall ist es lohnenswert, sich vor einer Einstellung auch mit diesen Varianten zu beschäftigen. Erkundigen Sie sich vor einer geplanten Neueinstellung bei Ihrem zuständigen Arbeitsamt über die verschiedenen Förderungsmöglichkeiten.

3.9.5 Auswahlkriterien

Nach der Suche folgt die Entscheidung für eine der Bewerberinnen. Um teure Fehlentscheidungen zu vermeiden, sollte die Auswahl sehr sorgfältig vorgenommen werden.

Schrauben Sie Ihre Forderungen möglichst nicht zu hoch. Die perfekte Helferin, anmutig, geschickt, intelligent, aufmerksam, ideenreich, hoch gebildet, genügsam und bescheiden, bleibt die absolute Ausnahmeerscheinung. Und Helferinnen die diesen Anspruch für sich erheben, haben oft horrende Gehaltsvorstellungen. Erwarten Sie lieber Mittelmaß und Sie werden selten enttäuscht werden. Preisgünstiges „Mittelmaß" kann unter Ihrer Förderung später durchaus Top-Qualität erreichen. ◇TIP▷

Überschätzen Sie bei der Auswahl nicht die Beurteilungschancen aufgrund des Erscheinungsbilds der schriftlichen Bewerbung. Lediglich der Sinn für Ordnung und Sauberkeit, erste Anhaltspunkte für Qualität und Bildungsgrad können Sie den Unterlagen entnehmen – unter der Voraussetzung, daß die Helferin sie tatsächlich selbst erstellt hat.

Auch die Aussagen in Zeugnissen müssen Sie eher kritisch bewerten. Sie wissen doch selber, daß negative Bewertungen in Zeugnissen vermieden werden müssen, sie allenfalls verklausuliert weitergegeben werden dürfen. Lesen Sie also den Sinn zwischen den Zeilen. Eventuell müssen Sie sich dazu ein wenig mit der allenthalben üblichen Zeugnissprache beschäftigen.

So bedeutet:

„arbeitet genau"	= ist langsam;
„gesundes Selbstbewußtsein"	= Angeberin;
„Arbeiten pflichtbewußt erledigt"	= wenig Eigeninitiative;
„zeigte für die Arbeit Verständnis"	= Drückebergerin;
„hat sich im Rahmen ihrer Möglichkeiten Mühe gegeben, den Aufgaben gerecht zu werden"	= absolute Niete.

Machen Sie eine Personalentscheidung niemals allein von der schriftlichen Bewerbung abhängig. Ordnung, Sauberkeit, Fachwissen oder manuelle Fähigkeiten können erlernt oder antrainiert werden, eine unangenehme Erscheinung oder eine unsympathische Stimmlage läßt sich wesentlich schwerer verändern.

Lassen Sie unbedingt Ihre „alten" Helferinnen die möglichen „Neuen" beurteilen. Sie sollten an einem Teil des Bewerbungsgesprächs teilnehmen.

TIP Bewerberinnen, die in die engere Wahl kommen, sollten einen Tag mitarbeiten, bevor Sie eine Entscheidung treffen. Ob die Helferin in das Praxisteam paßt, kann sich so schon im Vorfeld klären, ohne daß größere Kosten anfallen.

Auswahl des Personals ist das eine, Führen das andere.

3.9.6 Die Bedeutung des Führungsstils

L Die größten Chancen, im Personalbereich auf Dauer Kosten zu sparen, hat, wer überzeugende Führungsqualitäten an den Tag legt bzw. einsieht, daß nur hoch motivierte Mitarbeiter über lange Zeit ein Optimum an Arbeitsleistung erbringen können. In diesem Punkt entscheidet sich z.B. die Frage, ob man mit drei Teilzeitkräften vielleicht das gleiche Pensum bewältigen kann wie mit drei Vollzeitkräften und dabei sogar noch ein besseres Betriebsklima erreicht.

Der Grund dafür ist einfach: Arbeit dient heute selten nur zur Sicherung des Lebensunterhalts. Sie dient in zunehmendem Maß dazu, eine befriedigende Aufgabe zu erfüllen, das Gefühl zu vermitteln, gebraucht zu werden – auch bei Arzthelferinnen. Hier hat ein Wandel stattgefunden, der in einer modernen Führung berücksichtigt werden muß.

Wer diese Erkenntnisse in sein Führungsverhalten einfließen läßt, hat die besten Chancen, überdurchschnittliche Mitarbeiter zu erhalten und zu behalten. Gute, kreative Helferinnen erhält man selten durch Zahlung höherer Gehälter. Dies erreicht man viel eher durch eine Verbesserung des Betriebsklimas und die damit verbundene Steigerung der Motivation, durch die Übertragung von Verantwortung und Kompetenzen, durch praktizierte partnerschaftliche Verhaltensweisen und durch die Förderung von Weiterbildung und

Selbstbewußtsein. Wer die Ziele der Mitarbeiter mit denen der Praxis in Einklang bringt, kennt keine Personalprobleme.

Motivation ist alles

Gerne arbeitet nur, wessen Arbeit dauerhaft Wertschätzung erfährt. Wenn die Anerkennung fehlt, bleibt nur das Gehalt und das unangenehme Gefühl, sich zu verkaufen. Schnell entsteht dann der Wunsch, sich möglichst teuer zu verkaufen. Das Gehalt wird zum Schmerzensgeld, von dem man schließlich nie genug bekommen kann.

Wahre Führungsprofis stellen niemals Mitarbeiter ein, die nur für Geld arbeiten.

Wer das nicht berücksichtigt, darf sich nicht wundern, wenn er mit lustlosen, wenig loyalen Mitarbeitern geschlagen ist. Er wird kostbare Zeit auf lästige, unangenehme Kontrolltätigkeiten verwenden müssen. Er wird eine hohe Fluktuation haben, und dementsprechend hohe Kosten für Einarbeitung und Ausbildung aufwenden müssen. Er wird weitestgehend in seinen Entscheidungen und Entscheidungsvorbereitungen auf sich allein gestellt sein. Und er wird niemals ein Optimum an Qualität in der Praxis verwirklichen können, so daß langfristig mit einem Patientenschwund zu rechnen ist.

Die mit Abstand größten Kosteneinsparungen erzielen Sie also durch eine optimale Personalführung!

Dabei gibt es einige Punkte zu beachten.

Führungsschwächen lassen sich schließlich nur schwer wieder aus der Welt schaffen, schon gar nicht mit Geld – obwohl das die vorherrschende Meinung ist.

Die größte Sünde ist die Willkür!

Lassen Sie niemals Ihre Launen an Mitarbeitern aus. Behandeln Sie Ihre Helferinnen so, wie Sie selbst behandelt werden möchten.

Seien Sie gerecht. Versuchen Sie alle Helferinnen gleich zu behandeln. Das ist sicher schwer, weil die Sympathien in der Regel unterschiedlich verteilt sind. Gerade deshalb müssen Sie bereits bei der Einstellung an diese Konsequenz denken. Stellen Sie also niemals eine Helferin ein, nur weil Sie ein geringes Gehalt verlangt und viele Fähigkeiten hat. Die neue Mitarbeiterin muß Ihnen sympathisch sein, sie muß ins Team passen, sonst ist der Ärger vorprogrammiert.

TIP Das gewichtigste Manko eines schwachen Führungsstils ist die Unfähigkeit zu loben. Ein offenes Lob ist mehr wert als eine Gehaltserhöhung. „Was?", wird sich manch einer vielleicht sagen, „für das bißchen, das DIE richtig macht, soll ich sie auch noch loben?" Ja! Das müssen Sie sogar, denn dann und nur dann wird DIEjenige sich auf Dauer stärker engagieren.

Fragen Sie sich jetzt bitte selbst ganz ehrlich: Wann haben Sie zuletzt ein Teammitglied gelobt? Heute, gestern, vorige Woche? Ändern Sie diese Nachlässigkeit spätestens morgen. Das spart Ihnen bares Geld und sorgt auf Dauer für eine massive Kostenersparnis bei Ihrem größten Kostenblock.

Ein zweiter großer Schwachpunkt im Führungsstil ist es, nicht delegieren zu können.

Delegieren von Aufgaben

M Wenn Sie Schwierigkeiten damit haben, versuchen Sie, sich umzustellen, so schnell es nur geht. Zum einen machen Sie sich das Leben nur unnötig schwer, wenn Sie Dinge erledigen, die auch eine Helferin übernehmen kann. Zum andern frustriert und bremst Helferinnen nichts mehr, als permanent unterfordert zu sein. Für die Koryphäen in Sachen Personalführung war oberstes Ziel immer eines: Mitarbeiter erfolgreich machen – immer erfolgreicher. Das hilft dem Mitarbeiter, mehr noch aber der Praxis und damit Ihnen selbst.

Entwickeln Sie also Ihren persönlichen Führungsstil getreu der Devise: nicht alle Tätigkeiten selber ausführen, nicht alle Entscheidungen allein treffen. Im positiven Sinn: Muten Sie Ihren Mitarbeitern ruhig etwas zu.

Die Schwächen der Autorität

Ein anderes Kriterium ist ebenfalls hilfreich für eine erfolgreiche, kostensparende Führung: autoritäres Führungsverhalten zu eliminieren. Ein autoritärer Führungsstil ist keine Lösung, sondern bestenfalls eine Scheinlösung; er verdrängt die eigentliche Problematik, die zu einem späteren Zeitpunkt in verschärfter Form wieder aufbricht. Außerdem begünstigen Sie das Entstehen einer Bürokratisierung. Dieser Führungsstil erzeugt Angst, was dazu führt, daß jeder nur noch versucht, das, was er tut, richtig zu machen anstatt das Richtige zu tun. Mit einem autoritären Führungsstil stempeln Sie Mitarbeiter zu Betriebsstatisten ab.

Dabei sollten gerade die Chefs in Arztpraxen, in denen Mitarbeiter und Mitdenker in manchen Fällen im wahrsten Sinn des Wortes lebensnotwendig sind, keine tumben Befehlsempfänger wollen, sondern möglichst viele eigenständig denkende Top-Kräfte, die selbst Entscheidungen treffen können.

Der autoritäre Führungsstil ist leider gar nicht so selten. Die starre Hierarchie in den Ausbildungskliniken hat diesen Stil über Jahrzehnte gefördert. Er ist deshalb häufig mit einem negativen Menschenbild gepaart. Die Meinung: „Helferinnen sind dumm, faul und frech" ist bei manchem Arzt latent vorhanden und sucht somit immer wieder nach Bestätigung. Das ist ein Teufelskreis, denn wenn ein Arzt mit diesem Vorurteil auf eine Helferin trifft, die nicht dumm, faul und frech ist, wird diese entweder nach kurzer Zeit wieder weg sein oder sich anpassen und die Rolle spielen, die von ihr erwartet wird.

Dabei ist ein autoritärer Führungsstil oft nur ein Zeichen für die eigene Schwäche. Autoritär führt meist nur, wer selber keine Autorität besitzt.

Versuchen Sie einmal, sich anhand der nachfolgenden Beschreibung der drei Führungstypen einzuordnen. Diese Aktion könnte Ihnen einige wichtige Erkenntnisse im Bezug auf Ihren Führungsstil liefern.

Tabelle: Die drei Führungstypen

Autoritärer Führungsstil	Kooperativer Führungsstil	Laisse-faire-Führungsstil
Nichtbeteiligung der Mitarbeiter an betrieblichen Entscheidungen / Dirigismus	Zusammenwirken von Mitarbeitern und Arzt	Nebeneinanderwirken von Arzt und Mitarbeitern
Ausgeprägtes Hierarchie-Verhalten.	Statusfragen haben so gut wie keine Bedeutung.	Führung wird kaum personifiziert wahrgenommen.
Entscheidungen des Arztes werden nicht begründet.	Entscheidungen werden letztendlich zusammen mit den Mitarbeitern getroffen.	Entscheidungen werden nicht hinreichend bekannt gegeben und somit nicht wahrgenommen.
Für den Arzt ist es vor allem wichtig, daß seine Mitarbeiter sich ihm unterordnen.	Die Motivation seiner Mitarbeiter ist dem Arzt sehr wichtig.	Der Arzt hat im Bezug auf Motivation oder Unterordnung kein klares Konzept; Verhalten hängt von der Tagesform ab.
Der Arzt kontrolliert systematisch die Leistung seiner Mitarbeiter.	Die Mitarbeiter kontrollieren ihre Leistungen selbst.	Die Leistung wird überhaupt nicht kontrolliert.
Der Verhaltensspielraum des Arztes ist groß, der der Mitarbeiter gering.	Der Spielraum für alle ist groß, wird aber zielbewußt in bestimmte Bahnen gelenkt.	Der Verhaltensspielraum für alle ist groß.
Probleme, die dem Arzt auffallen, stellt er durch Instruktionen der Mitarbeiter ab.	Probleme werden gemeinsam eruiert und gemeinsam gelöst.	Die meisten Probleme fallen gar nicht auf, nur die offensichtlichen.
Der Arzt hält alle Fäden in der Hand, wird dadurch aber auch stark beansprucht.	Der Entscheidungsspielraum für alle erfordert einen größeren Zeitfaktor.	Die Führung selbst nimmt fast keine Zeit in Anspruch, das Krisenmanagement dagegen viel.
Die Motivation der Mitarbeiter ist nicht gefragt – die Untergebenen „funktionieren", sind aber meist schlecht motiviert.	Die Motivation der Mitarbeiter ist gefragt – die Mitarbeiter sind oft gut motiviert.	Die Motivation der Mitarbeiter wird nicht genutzt – die Mitarbeiter sind oft schlecht motiviert.
Erfolge gehen scheinbar direkt auf das Konto des Arztes, Mißerfolge aber auch.	Erfolge stärken Selbstbewußtsein, Zufriedenheit, Motivation und Teamgeist.	Erfolge oder Mißerfolge werden überhaupt nicht wahrgenommen.

Auch die nachfolgenden Checklisten und Beurteilungsbögen sollen Ihnen helfen, sich und Ihre Führungssituation besser einschätzen zu können.

Kopieren Sie die Beurteilungsbögen und lassen Sie von jeder Helferin anonym ein Exemplar ausfüllen. Gleichzeitig schätzen Sie sich bitte selber ein. Wie sehen Sie sich selbst, wie glauben Sie, daß Ihre Helferinnen Sie sehen?

Oft führt eine solche Beurteilung zu interessanten Erkenntnissen. Sofern Sie Veränderungsbedarf erkennen, nutzen Sie die Chance, wenn Sie wirklich Kosten sparen wollen.

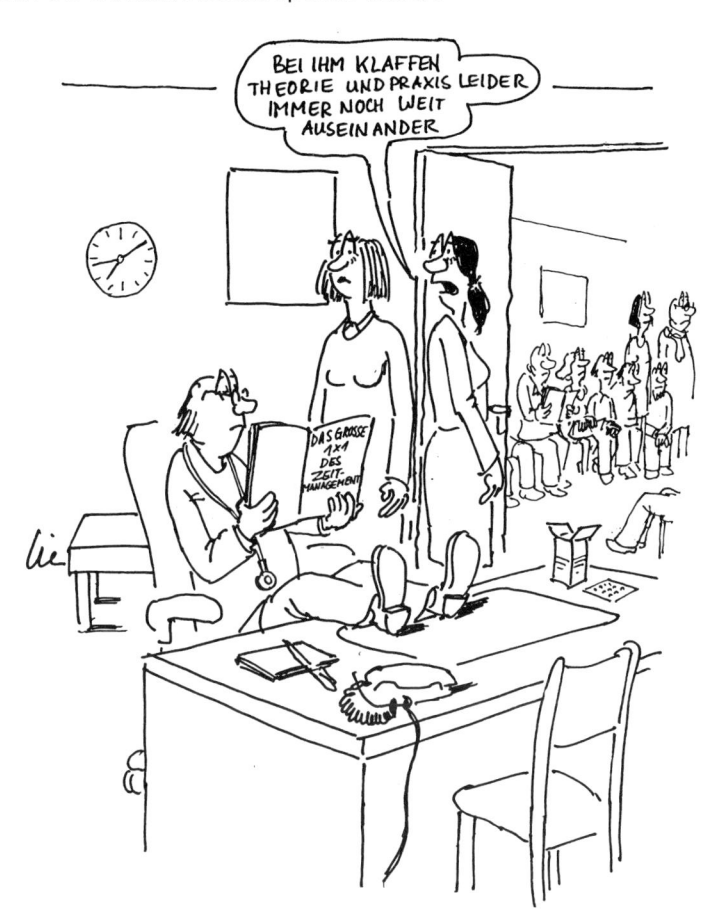

Beurteilungsbogen für Helferinnen zur Beurteilung der Ärzte

Vergeben Sie Noten von 1 (trifft voll und ganz zu) bis 6 (überhaupt nicht)

Arztname(n):				
Verfügt er / sie über klare Führungsgrundsätze, die jede Mitarbeiterin kennt und versteht?				
Ist er / sie gerecht zu den Mitarbeiterinnen?				
Übt er / sie bei Fehlern der Mitarbeiterinnen sachliche, konstruktive und aufbauende Kritik?				
Ist ihm / ihr das Lernen aus Fehlern wichtiger als die bloße Ermittlung von Schuldigen?				
Vergibt er / sie für gute Leistungen und Verhaltensweisen seiner Mitarbeiterinnen Anerkennung?				
Gesteht er / sie eigene Fehler / Unzulänglichkeiten ein?				
Ist er / sie informationsfreudig?				
Erteilt er / sie eindeutige und klare Anweisungen?				
Gewährt er / sie den Mitarbeiterinnen die Möglichkeit, persönliche / vertrauliche Probleme zu besprechen?				
Bespricht er / sie vorgesehene Veränderungen rechtzeitig mit den Mitarbeiterinnen?				
Läßt er / sie Mitarbeiterinnen weitgehend selbständig arbeiten oder versucht er / sie hineinzuregieren?				
Stellt er / sie sich vor die Mitarbeiterinnen, auch gegenüber Patienten, wenn dies berechtigt ist?				
Delegiert er / sie nicht nur Aufgaben, sondern auch die dazugehörige Verantwortung und Kompetenz?				
Bemüht er / sie sich, fähige Mitarbeiterinnen gezielt zu fördern?				

Sonstiges: _____

_____

_____

Ob in Ihrer Praxis eine Verbesserung des Betriebsklimas notwendig erscheint, können Sie anhand der nachstehenden Checkliste beurteilen. Wenn einer oder mehrere dieser Punkte auf Ihre Praxis zutreffen, dann sollten Sie ab sofort Ihr Führungsverhalten einer kritischen Prüfung unterziehen.

Checkliste: Betriebsklima

Typische Anzeichen dafür, daß etwas nicht stimmt, sind:
- ausbleibende Kritik
- Humorlosigkeit
- mangelnde Teilnahme an Gemeinschaftsaktionen (Weihnachtsfeier etc.)
- unterkühltes Benehmen
- betont konfliktfreie Harmonie
- verstummende Gespräche, sobald der Chef auftaucht
- übertriebene Geschäftigkeit, wenn der Arzt zuschaut
- häufiges „Anschwärzen" von Kolleginnen
- Cliquenbildung
- persönliche Angriffe der Helferinnen untereinander bei Sachdiskussionen
- ständiges Meckern über Kleinigkeiten
- Abwürgen von Patientenwünschen, insbesondere vor Feierabend

Manchmal ist die Situation so verfahren, hat sich ein derart problematisches Klima seit Jahren aufgebaut, daß eine Wendung zum Guten kaum noch möglich ist. In dieser Situation hilft nur noch ein Neuanfang mit neuen Mitarbeitern. Spätestens dann sollte das Bemühen vorherrschen, die alten Fehler zu vermeiden.

In einem authentischen Fall konnte ein Arzt durch eine solch radikale Umstellung nicht nur Kosten einsparen, sondern gleichzeitig eine erhebliche Qualitätsverbesserung erreichen. Wo zuvor drei Vollzeit-Betriebsstatisten insgesamt fast 120 Stunden pro Woche beschäftigt waren, teilen sich nun drei hoch motivierte, sehr gut bezahlte Teilzeitkräfte die Arbeit. Sie bekommen zwar ca. 25 % mehr pro Arbeitsstunde als die Vollzeithelferinnen zuvor, durch die 2/3-Jobs spart die Praxis dennoch erheblich im Bereich Personalkosten. Zudem wurde mit der Umstellung ein neues Führungskonzept realisiert. Die Helferinnen sind jetzt wesentlich freier in ihren Entscheidungen und haben Aufgaben übernommen, die sich der Arzt früher selbst vorbehalten hatte. Das Ergebnis (abgesehen von der Kostenreduzierung): mehr Freiraum und Lebensqualität für den Arzt, zufriedene Helferinnen, mehr Qualität in der Arbeit der Praxis.

3.9.7 Jour fixe

Um ein dauerhaft gutes Klima in der Praxis aufrecht zu erhalten, ist es unabdingbar, regelmäßig miteinander zu reden. Schließlich müssen Sie über Ihre Helferinnen Bescheid wissen, wollen Sie sie wirklich hoch motivieren. Sie müssen ihre Bedürfnisse, Neigungen, Stimmungen und aktuellen Gefühlslagen kennen, um sie optimal einsetzen zu können. Deshalb sollten Sie sich in regelmäßigen Abständen mit den Helferinnen zu einer Praxiskonferenz zusammensetzen. In solchen regelmäßigen Besprechungen, die mindestens einmal monatlich stattfinden sollten, werden die Vorfälle der letzten Wochen oder Tage, Ideen, Planungen, Möglichkeiten zur Kostenersparnis und auch Privates abgehandelt.

Unterstützt werden können die gemeinsamen Besprechungen durch eine Meckerkladde bzw. ein Ideenbuch. Darin können die Helferinnen alle Anregungen eintragen, die sich im Alltag ergeben. Damit kein Gedanke verloren geht, sollten hier sowohl Ideen als auch Ärgernisse möglichst zeitnah eingetragen werden. Eine funktionierende Kladde ist daher nicht nur ein wertvoller Ideenpool, sondern gleichzeitig ein Instrument zum Frustabbau.

Der Wert der Praxiskonferenzen kann durch Fortbildungsvorträge unterstrichen werden. Sie lesen innerhalb eines Monats so viel Neues, daß es Ihnen nicht schwer fallen dürfte, das Wesentliche in einem kurzen, 15-minütigen Vortrag für Ihre Damen zusammenzufassen. So fördern Sie die Weiterbildung und stärken außerdem das

Selbstwertgefühl Ihrer Mitarbeiterinnen. Darüber hinaus wird sich Ihr Verhältnis zu den Helferinnen weiter verbessern.

Derartige interne Fortbildungsaktivitäten senken zusätzlich den Bedarf an externen Schulungsmaßnahmen und dienen damit ebenfalls der Kostenersparnis – auch wenn Sie auf externe Schulungen nicht gänzlich verzichten sollten. An der Weiterbildung sparen ist immer Sparen am falschen Ende, denn hier handelt es sich um wichtige Investitionen in die Zukunft, die sich fast immer bezahlt machen.

3.9.8 Das Mitarbeitergespräch

Zusätzlich zu den Praxiskonferenzen sollten Sie sich ein- bis zweimal im Jahr mit jeder Helferin zu einem Einzelgespräch zusammensetzen. Darin sollten Sie die Person vor allem loben, ihre Fähigkeiten und Besonderheiten herausstreichen, aber auch gezielte Anregungen für die weitere Entwicklung geben. Diese Einzelgespräche geben Ihnen die Möglichkeit, wichtige Details über Ihre Helferin zu erfahren. In diesen Besprechungen können Sie auch gut die Ziele besprechen, welche die Helferin vor der nächsten Gehaltserhöhung erreichen muß. Unter vier Augen läßt sich außerdem notwendige Kritik besser anbringen.

Als Basis für diese Besprechung sollten Sie eine gezielte Beurteilung der Helferin vornehmen. Der folgende Beurteilungsbogen kann Ihnen dabei helfen.

Beurteilungsbogen für Ärzte zur Beurteilung der Helferinnen

Allgemeines Verhalten			
Fehltage	keine	Tage entschuldigt	Tage unentschuldigt
Pünktlichkeit	immer pünktlich	überwiegend pünktlich	unpünktlich
Sozialverhalten			
Hilfsbereitschaft	sehr hilfsbereit	hilfsbereit	wenig hilfsbereit
Umsichtiges Verhalten	sehr umsichtig	umsichtig	wenig umsichtig
Verhalten gegenüber Kollegen	freundlich kollegial	zurückhaltend	unfreundlich unkollegial
Arbeitseinsatz	sehr einsatzfreudig	einsatzfreudig	gleichgültig
Auffassungsgabe	schnell	durchschnittlich	schwerfällig
Arbeitsverhalten			
Interesse an den Arbeitsvorgängen	sehr interessiert	interessiert	wenig interessiert
Einarbeitungsphase	schnell	durchschnittlich	langsam
Selbständigkeit	sehr selbständig	selbständig	regelmäßig Anleitung erforderlich
Arbeitseinteilung	gut	befriedigend	schlecht
Arbeitsweise	sehr zuverlässig sehr sorgfältig schnell verantwortungsvoll geschickt	zuverlässig sorgfältig durchschnittlich durchschnittlich durchschnittlich	unzuverlässig oberflächlich langsam wenig verantwortungsvoll ungeschickt
Eindruck insgesamt			

3.9.9 Angestellte Verwandte

Prinzipiell eine gute Möglichkeit, Kosten zu sparen, ist die Anstellung von Verwandten und Ehepartnern in der Praxis. Hier sind allerdings einige wichtige Aspekte zu berücksichtigen.

Zum einen sind steuerliche Vorteile zu erzielen, da bestimmte Vorsorgeaufwendungen für den Ehegatten z.B. in Form einer Direktversicherung über die Praxiskosten finanziert werden können. Zum anderen können „fremde" Kosten eingespart werden, weil die an den Ehepartner gezahlten Gehälter ja ins Familieneinkommen zurückfließen.

Doch beim letzten Punkt könnte es schon Probleme mit dem Finanzamt geben. Das Gehalt muß nämlich zunächst unbedingt in den Verfügungsbereich des Ehepartners fließen, d. h. auf ein unter dessen Namen eingerichtetes Konto. Andernfalls kann es passieren, daß das Finanzamt das Ehegattenarbeitsverhältnis nicht anerkennt. Aus dem gleichen Grund muß auch ein klar formulierter Arbeitsvertrag vorhanden sein, der den Umfang der Tätigkeit eindeutig beschreibt. Letztendlich muß das Arbeitsverhältnis wie unter Fremden geregelt sein, um jedem steuertechnischen Risiko aus dem Weg zu gehen. Die Höhe der Entlohung muß also der üblichen entsprechen. Auch muß die Zahlung des Gehalts pünktlich, wie unter Fremden üblich, erfolgen. Beschäftigen sie z.B. eines Ihrer Kinder, darf die Entlohnung auch keinesfalls sonstige Zahlungen wie z.B. Taschengeld ersetzen.

Auch wenn durch ein Ehegattenarbeitsverhältnis die Liquidität (wegen der Sozialabgaben) stärker belastet wird als das Privateinkommen steigt, dürfen die Zahlen nicht nur kurzfristig betrachtet werden. Der Erwerb von Ansprüchen aus der gesetzlichen Rentenversicherung, die Krankenversicherung und die Arbeitslosenversicherung stellen weitere „Gegenwerte" dar, die in die Berechnungen einfließen sollten.

Auf jeden Fall liquiditätssteigernd ist ein Ehegattenarbeitsverhältnis auf sozialversicherungsfreier Teilzeitbasis (max. DM 620,- monatlich). Durch die pauschale 20 %-Versteuerung dieser geringfügigen Gehälter wird Einkommensteuer gespart, sobald das zu versteuernde Familieneinkommen über einem Steuersatz von 20 % liegt.

TIP Den Ehegattenarbeitsvertrag sollten Sie nicht nur mit dem Steuerberater, sondern vielleicht zusätzlich mit einem Anwalt abstimmen, damit es bei privaten Schwierigkeiten nicht unverhältnismäßig große arbeitsrechtliche Probleme gibt. Oder würden Sie Ihren Ehepartner, mit dem Sie in Scheidung leben, weiterbeschäftigen wollen? Daran möchte natürlich niemand denken, der in einer intakten Ehegemeinschaft lebt. Doch die hohen Scheidungsraten sollten zu denken geben und zur Vorsorge mahnen, auch wenn man sich diese Situation nicht vorstellen kann oder möchte.

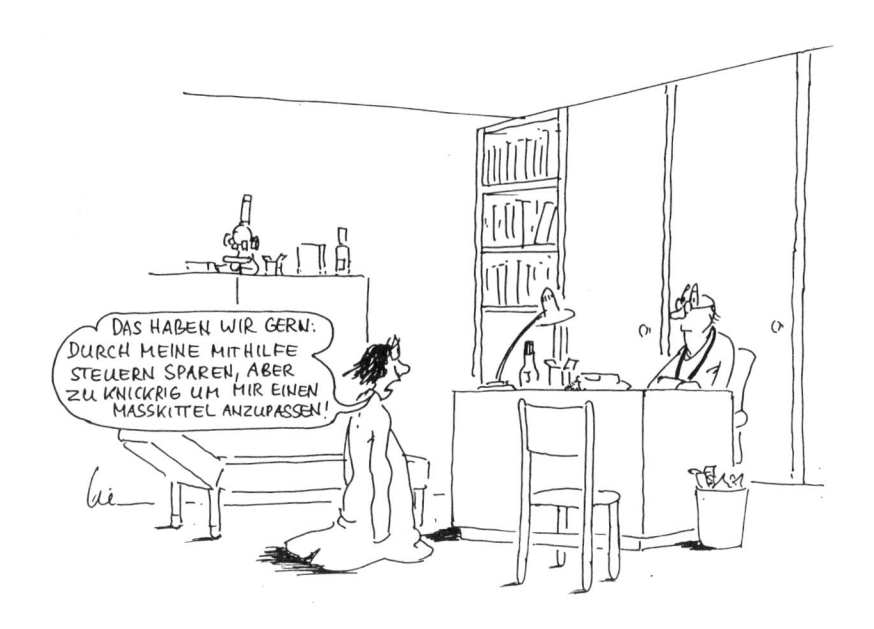

Neben den arbeitsrechtlichen und steuertechnischen können weitere Probleme auftreten. Gerade mit aktiv in der Praxis arbeitenden Arztehefrauen hat es oft Schwierigkeiten gegeben. Eher selten ist die „Verbrüderung" der Ehefrau mit den Helferinnen. Meist handelt es sich in diesen seltenen Fällen um eine fachlich sehr kompetente Ehefrau. In diesen Praxen hat der Arzt organisatorisch wenig zu melden, dafür laufen die Praxen fast immer ausgezeichnet. Auch die Kostensituation stellt sich in der Regel sehr günstig dar, da der Praxis eine engagiert mitdenkende Managerin vorsteht.

Weniger günstig sieht es in der Regel aus, wenn eine Angehörige ohne entsprechende Ausbildung oder Praxiserfahrung sich in ein funktionierendes Team einfügen soll. Wenn sich dazu noch Defizite in der Persönlichkeitsstruktur gesellen, ist eine Überlastung der Betreffenden die logische Folge. Die Reaktion ist oft ein „Aufspielen" zur Chefin, eine Situation, die ein Betriebsklima schnell ruinieren kann.

Die Alarmzeichen sind in der Regel folgende:
- Eine bisher gute Helferin zeigt urplötzlich deutliche Mängel.
- Arbeitsunfähigkeiten der Helferinnen steigen plötzlich an.
- Ein bislang heiteres Betriebsklima verwandelt sich in ein frostiges.

So lange nicht die dringende Notwendigkeit besteht, daß Ehepartner direkt in der Praxis mitarbeiten, sollten sich deren Aufgaben besser auf Funktionen außerhalb der Praxis beschränken. Zu tun gibt es schließlich auch dort genug: sei es nun Beschaffung, Rechnungswesen, Buchhaltung oder ein anderer Bereich, den man sehr gut außerhalb der Sprechstunden betreuen kann. Auch gegen einen sporadischen Einsatz ist nichts einzuwenden. Als zeitweise Aushilfe ist kaum jemand überfordert, kann aber dennoch Mängel erkennen und ist aufgrund der (nötigen) Distanz häufig in der Lage, Verbesserungsmöglichkeiten zu erkennen.

3.9.10 Sonderregelung: Schwangerschaft

Unnötige Kosten entstehen manchen Ärzten im Falle von Schwangerschaften Ihrer Helferinnen. Vergessen wird z.B. oft, die Schwangerschaft dem Steuerberater zu melden. Dieser wiederum weiß dann natürlich nicht, daß er für den Arzt die Erstattung der Arbeitgeberaufwendungen über das Ausgleichsverfahren (U2) bei der AOK beantragen muß. Die Erstattung beträgt seit dem 1.1.1997 immerhin generell 100 %. Melden Sie Schwangerschaften Ihrer Mitarbeiterinnen bzw. den Beginn einer Schutzfrist also schnellstens Ihrem Steuerberater.

Das gilt übrigens nicht nur für die normale Schutzfrist, sondern auch für Arbeitsunfähigkeiten vor diesem Zeitraum, wenn das Beschäftigungsverbot nach § 3 Abs. 1 MuSchG erfolgt ist. Danach darf eine werdende Mutter nicht beschäftigt werden, wenn nach ärztlichem Zeugnis Leben und Gesundheit von Mutter oder Kind bei Fortdauer der Beschäftigung gefährdet sind. Reichen Sie also in solchen Fällen eine formlose Bestätigung des betreuenden Arztes der Schwangeren an Ihren Steuerberater weiter, der auch in diesem Fall eine komplette Erstattung des fortgezahlten Arbeitsentgeltes beantragen kann.

3.9.11 Personaleinsatzplan

Ⓢ Eine weitere Möglichkeit, im Bereich Personal Kosten zu sparen, ist die optimale Auslastung der Helferinnen. In gut organisierten Praxen fallen z.B. keine oder kaum Überstunden an, weil dort ein wohlüberlegter Einsatzplan ausgearbeitet ist. Ausgerichtet an den saisonalen und zeitlichen Besonderheiten sind Sie damit in der Lage, die Arbeitszeiten der Helferinnen so zu legen, daß in den Hauptbelastungszeiten eine gerade ausreichende Helferinnenkapazität vorhanden ist, ohne Qualitätsverluste zu riskieren, und in den schwächer ausgelasteten Zeiten genau so wenige Helferinnen anwesend sind, daß keine sich langweilen muß.

Der nachfolgend abgebildete Plan stellt ein Musterbeispiel dar, wie eine solche Planung auch optisch sichtbar und überschaubar gestaltet werden könnte.

Beispiel: Einsatzplan Personal

Mitarbeiter	Montag				Dienstag				Mittwoch				Donnerstag				Freitag				
	M	B	S	K	M	B	S	K	M	B	S	K	M	B	S	K	M	B	S	K	
7.30	M				M				M				M				M				7.30
8.00	M		S	K	M		S		M	B	S	K	M		S		M			K	8.00
8.30	M		S	K	M		S		M	B	S	K	M		S		M			K	8.30
9.00	M		S	K	M		S		M	B	S	K	M		S		M			K	9.00
9.30	M		S	K	M		S		M	B	S	K	M		S		M			K	9.30
10.00	M		S	K	M		S		M	B	S	K	M		S		M			K	10.00
10.30	M		S	K	M		S		M	B	S	K	M		S		M			K	10.30
11.00	M		S	K	M		S		M	B	S	K	M		S		M	B		K	11.00
11.30	M		S	K	M		S		M	B	S	K	M		S		M	B		K	11.30
12.00	M	B			M		S		M	B	S		M				M	B			12.00
12.30	M	B			M		S		M	B	S		M				M	B			12.30
13.00	M	B			M		S		M	B	S		M				M	B			13.00
13.30	M	B			M		S			B	S		M				M	B			13.30
14.00	M	B			M								M	B			M	B			14.00
14.30	M	B			M								M	B		K	M	B			14.30
15.00	M	B			M			K					M	B		K	M	B			15.00
15.30	M	B						K						B		K		B			15.30
16.00		B				B		K						B		K		B			16.00
16.30		B				B		K						B		K		B			16.30
17.00		B				B		K						B		K					17.00
17.30		B				B		K						B		K					17.30
18.00		B				B		K						B		K					18.00
18.30		B				B		K						B							18.30
19.00		B				B								B							19.00
19.30		B				B								B							19.30
20.00																					20.00

Fr. Meier (M)	8,5	M	8,0	M	6,0	M	8,0	M	8,0	38,5	M
Fr. Berger (B)	8,5	B	4,0	B	6,0	B	6,0	B	6,0	30	B
Fr. Sonne (S)	4,0	S	6,0	S	6,0	S	4,0	S	-	20	S
Fr. Kunst (K)	4,0	K	4,0	K	4,0	K	4,0	K	4,0	20	K

Vollzeit- oder Teilzeitkräfte?

Eine für die Kosten relevante Frage ist auch die, ob man mit Vollzeit- oder mit Teilzeitkräften arbeiten soll. Einige Argumente sprechen auf jeden Fall für Teilzeitkräfte. Sie sind leistungsfähiger und können ihre gesamte Tagesenergie in die kurze Arbeitszeit einbringen. Sie sind bei Ausfällen der anderen Helferinnen oder hohem Arbeitsaufkommen flexibel einsetzbar und sparen dadurch Überstunden und Zusatzkosten.

Dafür läßt das Verantwortungsgefühl manchmal ein wenig zu wünschen übrig. Vollzeitkräfte arbeiten in der Regel, bis die Arbeit erledigt ist, Teilzeitkräfte hingegen gehen pünktlich nach Hause.

Job-sharing

Eine in anderen Staaten (z.B. Niederlande) alltägliche Form der Arbeitsplatzgestaltung ist das Job-sharing. Mehrere Unternehmer teilen sich dabei eine Arbeitskraft. Dieser Spezialist (z.B. für bestimmte Laboruntersuchungen, Abrechnungskontrollen, Schreibarbeiten, Privatabrechnung usw.) arbeitet dann zu vorher genau festgelegten Zeiten halbtage-, tage- oder wochenweise in der Praxis A, B oder C.

Im Prinzip funktioniert das System indirekt auch in unseren Landen schon lange. Das beste Beispiel ist die PVS (Privatärztliche Verrechnungsstelle), bei der sich viele Ärzte nicht nur Organisation und Maschinenpark, sondern zusätzlich auch noch das vorhandene Expertenwissen teilen.

3.9.12 Sparen bei Gehältern?

Der Bereich, in dem immer zuerst versucht wird, Personalkosten zu reduzieren, sind die Gehälter. Sie sollten, bevor Sie an dieses sensible Kapitel herangehen, bedenken, daß gute Kräfte auch gutes Geld wert sind. Wie heißt es so schön: Wer mit Bananen zahlt, darf sich nicht wundern, wenn er von lauter Affen umgeben ist.

Riskieren Sie nicht zu häufig, gute Kräfte zu verlieren, nur weil Sie immer weiter optimieren wollen. Eine hohe Fluktuation verhindert den Aufbau und die Festigung der Organisation und kostet daher viel Geld. Oft wesentlich mehr, als man selbst durch radikale Kürzungen einsparen könnte.

Eine qualitativ hochwertige Helferin unter Wert zu bezahlen, ist jedenfalls sehr unklug, denn wenn sie geht, haben Sie weniger Gewinn als vorher.

Einmalzahlung

Doch nicht jeder Wunsch nach einer Gehaltserhöhung muß auf die übliche Weise befriedigt werden. Hat eine Helferin im letzten Quartal besonders engagiert und viel gearbeitet und daher nun den Mut gefaßt, um eine Erhöhung der Entlohnung zu bitten, so wäre es schädlich, überhaupt nicht darauf einzugehen. Loben Sie in einer solchen Situation das Engagement und zeigen Sie Ihre Anerkennung auch in Form einer Gehaltsaufbesserung. Es muß jedoch keine dauerhafte sein. Eine Einmalzahlung von DM 500,- oder 1000,- erfreut die Helferin sicher auch und ist eine ausreichende Anerkennung für den hohen Einsatz der letzten Wochen. Selbst wenn Sie diesen Betrag im nächsten Quartal wieder zahlen, weil der Engpaß immer noch besteht, ist diese Variante für Sie allemal billiger, als eine dauerhafte Zulage zu gewähren, die Sie nur schwer wieder zurücknehmen können, wenn der Betrieb wieder ruhiger werden sollte.

Erfolgsprämie

Eine Entlohnung Ihrer Helferinnen ist insbesondere angebracht, wenn diese durch eigene Vorschläge einen aktiven Beitrag zum Kosten sparen leisten.

Kosten senken kann man nicht nur bei großen Blöcken, auch bei vermeintlichen Kleinigkeiten lassen sich auf Dauer beachtliche Summen einsparen. „Kleinvieh macht auch Mist", sagt schon eine alte Bauernweisheit.

Durchforsten Sie also Ihre Praxis nach derartigen „kleinen" Sparmöglichkeiten und lassen Sie Ihre Helferinnen, indem Sie sie wie in alle anderen Prozesse der Qualitätssteigerung einbinden, am Erfolg von Einsparungen teilhaben. In einigen Praxen funktioniert das mit einem erstaunlichen, positiven Nebeneffekt. Dort erhält jeder, der eine realisierbare Idee hat, die Hälfte oder ein Drittel der ersten Jahresersparnis als Prämie – selbst wenn es sich nur um recht kleine Beträge handelt. Belohnung schafft Spaß, nach Sparmöglichkeiten zu suchen. Das führt schließlich dazu, daß die Helferinnen anfangen, unternehmerisch zu denken. Somit bewirkt die Belohnung von Sparmaßnahmen über den eigentlichen Zweck hinaus eine allgemeine Qualitätssteigerung im Bereich der Helferinnen auf verschiedensten Ebenen.

Wenn eine Helferin dazu überginge, eine Thermoskanne zum Warmhalten des Kaffees zu benutzen, anstatt ihn den ganzen Tag auf der Heizplatte der Kaffeemaschine warm zu halten, käme das eine Energieersparnis von rund DM 50,- gleich. Kein großer Betrag, zugegeben; auch die DM 25,-, die die Helferin dafür erhält, gestatten ihr nicht gerade einen luxuriösen Einkaufsbummel, und dennoch – die Zahlung steigert das Selbstwertgefühl der Helferin. Das Erfolgserlebnis wird sie zusätzlich anspornen, nach anderen, noch besseren Spargelegenheiten zu suchen – zum eigenen, aber auch zu Ihrem Vorteil. Außerdem ist die kleine Geldprämie schon allein deshalb verdient, weil der Vorschlag eines zeigt: Ihre Helferin denkt mit. Und das ist es, was Sie in immer stärkerem Maße in der Praxis brauchen – Mitarbeiter, die mitdenken.

> **TIP** Die Zahlung der Prämie sollte natürlich nicht „inoffiziell" erfolgen. Sprechen Sie mit Ihrem Steuerberater ab, wie solche Zahlungen am besten verbucht werden können. Eventuell gibt es ja Möglichkeiten, DM 25,- Bruttokosten in einen DM 25,- Nettoeffekt für die Helferin umzuwandeln.

> **S** Auch der Vorschlag, Licht in unbenutzten Räumen auszuschalten, kann sich im Laufe des Jahres zu einem erklecklichen Sümmchen addieren. Mit Ausnahme von Neonröhren, die einen Großteil der Energie beim Einschalten verbrauchen, sollten Sie also für jeden Raum Ihrer Praxis ganz bewußt entscheiden, wo eine „Licht-aus-Regel" eingeführt wird.

3.9.13 Entlassung von Mitarbeitern

Wenn Sie eine Helferin falsch eingeschätzt haben, sie doch nicht in die Mannschaft paßt, sie sich hoffnungslos negativ verändert hat, dann gibt es nur noch eine Möglichkeit: eine schnelle, saubere Trennung.

Lassen Sie Ihre gekündigte Helferin unbedingt erhobenen Hauptes die Praxis verlassen. Das ist nicht leicht, denn selten entläßt man eine Person, weil man sie mag, sondern weil man sich nun ausreichend über sie geärgert hat. Doch reißen Sie sich bitte zusammen, lassen Sie Ärger und Wut beiseite. Damit erzeugen Sie lediglich unnötige Kosten. Loben Sie die Helferin weg, versuchen Sie zum Schluß, dem Verhältnis so viele positive Seiten abzugewinnen wie nur eben möglich. Geben Sie ihr „die Chance für einen Neuanfang in einer anderen Praxis".

In bestimmten Situationen kann es durchaus sinnvoll sein, daß Sie eine Abfindung von sich aus anbieten, auch wenn das auf den ersten Blick zusätzliche und vordergründig unnötige Kosten sind. Letztendlich entgehen Sie vielleicht einem Prozeß vor dem Arbeitsgericht und sparen sich Anwalts- und Gerichtskosten.

3.10 Praxisnetze und Kooperationen

Vor allem im Zusammenhang mit dem Kostenspargedanken ist immer häufiger von Praxisnetzen und Kooperationen die Rede. Prinzipiell besteht dazu eine Reihe von Möglichkeiten, doch stellt sich für den Arzt natürlich die Frage, wer dabei letztendlich Kosten spart. Die Motivation für die Installation eines Praxisnetzes ist für die beteiligten Partner (KV, Krankenkassen, Vertragsärzte, vielleicht auch Krankenhäuser und Patienten) schließlich höchst unterschiedlich. Die Interessenlage der Beteiligten kann unter rein ökonomischen, sollte aber auch unter strukturellen Gesichtspunkten betrachtet werden. Nachstehend sollen deshalb kurz die Ansatzpunkte für die Partner eines Praxisnetzes umrissen werden, um deren Intentionen aufzuzeigen.

3.10.1 Die Partner eines Praxisnetzes

KV

Bislang sind nahezu sämtliche Praxisnetze unter Mitwirkung einer KV entstanden. Die Hoffnung der KV besteht wohl darin, die Mengendynamik durch intensive Selbstkontrolle eindämmen zu können, damit stabile Honorarverhältnisse im Rahmen der Gesamtvergütung entstehen. Hierzu sind Werkzeuge erforderlich, um eine effektive Steuerung zu gewährleisten. Diese Instrumente sind aber mit Ausnahme der Wirtschaftlichkeitsprüfung noch nicht vorhanden. Ansätze über Plausibilitätskontrollen sind angedeutet. Bei fachübergreifenden Netzstrukturen kann dies zu Problemen führen, für fachgleiche Strukturen wäre dies einfacher zu realisieren.

Krankenkassen

Krankenkassen sind an Kosteneinsparungen interessiert. Durch Synergieeffekte sollen Einsparpotentiale wie eine Verringerung der Zahl von Krankenhauseinweisungen, Qualitätssicherung und Reduzierung der Mehrfachinanspruchnahme durch die Versicherten erreicht werden, natürlich möglichst ohne zusätzlichen Honorarbedarf. Weiterhin kann eine vernetzte Versorgungsstruktur eine Einstiegsmöglichkeit für die Krankenkassen in das Einkaufsmodell oder andere neue Vergütungsmodelle sein.

Vertragsärzte

Das ökonomische Interesse der Vertragsärzte liegt in einer Verbesserung ihrer Ertragssituation. Diese können sie durch Kostenreduktion (bei gleichen Einnahmen) oder / und Aufbesserung der Einnahmesituation erreichen. Als weitere Ziele wollen viele Ärzte Ihre berufliche Zufriedenheit wiederfinden und mit weniger Bürokratie konfrontiert werden. In struktureller Sicht bietet sich für vernetzte Ärzte eine Verbesserung der Verhandlungsposition im Falle etwaiger „Strukturverträge".

Vernetzte Praxen stoßen jedoch auf Akzeptanzschwierigkeiten bei den Ärzten. Es werden Argumente vorgetragen wie: lange Tradition der Einzelpraxis mit gewachsenem Arzt-Patienten-Vertrauensverhältnis, Kompetenz, Fragen der Zuständigkeit (Hausarzt- / Facharztproblematik, Einzelzuständigkeit für Diagnose und Therapie), Erfordernis von Transparenz, Kontrolle und Sanktionen.

Patienten

Anspruchsdenken und Einforderung medizinischer Leistungen sind bei Patienten vorrangig. Patienten werden ein Praxisnetz für sich als Nutzen betrachten, wenn ihre Betreuung eine bessere Qualität erfährt als in den traditionellen Strukturen. Ob sich ein Patient im Bewußtsein ständig steigender Beiträge freiwillig dem Zwang unterwirft, ein „eingeschränktes" Leistungsspektrum oder eine „eingeschränkte" Arztwahl zu akzeptieren, bleibt dahingestellt.

3.10.2 Kostenvorteile für den Arzt

Vor allem mit den Interessen der Ärzte wollen wir uns nachfolgend näher auseinandersetzen, denn es sind bei nahezu jeder Form der Kooperation, also auch in Netzwerken, im Prinzip eine ganze Reihe von Möglichkeiten der Kostenersparnis vorhanden.

Ⓜ

An erster Stelle ist die gemeinsame, einheitliche Darstellung zu nennen, die in verschiedenen Formen möglich ist und durch größere Bestelleinheiten und eine einmalige Konzeption Kosten einsparen kann. Prinzipiell möglich sind (bis auf individuelle Zusätze) z.B. einheitliche

- Visitenkarten,
- Briefbögen,
- Praxisinformationsmaterialien.

M Selbst bei der Konzeption und Durchführung von Fortbildungskonzepten oder Patientenschulungen braucht in einem Netz nicht jeder Teilnehmer „das Rad neu zu erfinden". Auch in diesem Bereich können viele Arbeiten bis hin zu den Schulungen zentralisiert erledigt werden.

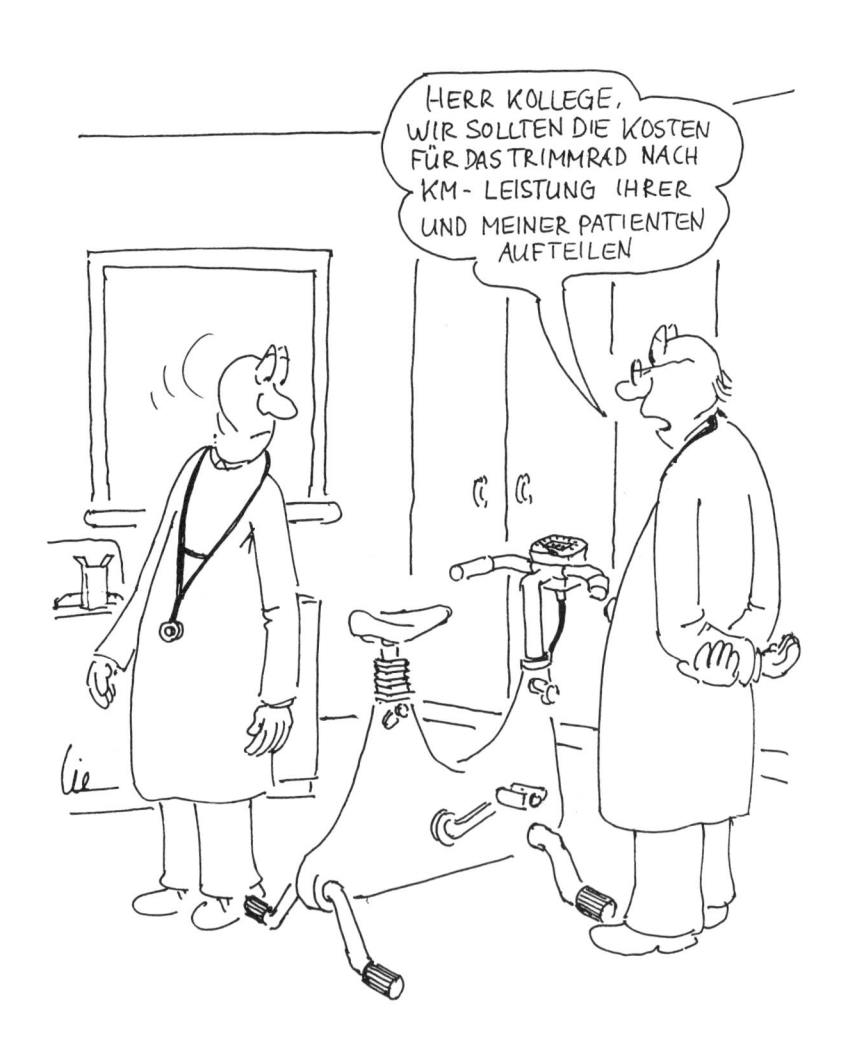

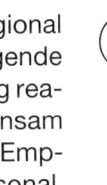

Direkte Vorteile ergeben sich weniger für Netze im neueren, regional weit gefaßten Sinn, sondern mehr für räumlich zusammenliegende Kooperationsformen, wenn z.B. eine gemeinsame Anmeldung realisiert werden kann. Je mehr Bereiche der Praxen gemeinsam genutzt werden können, um so eher läßt sich durch längere Empfangs- und Öffnungszeiten eine bessere Auslastung von Personal, Ausstattung und Räumen erreichen. Daraus ergibt sich eine Vielzahl von Kostensparmöglichkeiten.

(L)

Der Sozialraum ist eine typische Raumfunktion, die problemlos von mehreren Praxen eines Hauses genutzt werden kann.

Der gemeinsame „Auftritt" kann selbst bei der Beauftragung von externen Beratern, z.B. Rechtsanwälten, zu Kostenvorteilen führen. Beim Abschluß von Gruppenverträgen bei Versicherungen und dem gemeinsamen Einkauf für Büro- und Praxismaterial ist das ohnehin selbstverständlich.

Daß eine gemeinsame Anschaffung von Praxis-EDV finanziell ausgesprochen reizvoll sein kann, haben Dutzende von Anschaffungsarbeitskreisen bereits bewiesen. Rabatte auf den Kaufpreis von Hard- und Software in Höhe von mehreren Prozentpunkten lassen sich bei einer gemeinsamen Verhandlung ebenso erzielen wie eine Reduzierung der Softwarewartungsgebühr. In engen Kooperationen wurde des öfteren die Vereinbarung ausgehandelt, daß eine aus mehreren Praxen bestehende Einheit monatlich nur eine einzige Softwarewartungsgebühr zu entrichten hatte.

(M)

Ob eine gemeinsame EDV-Anlage für mehrere Praxen unter Kostengesichtspunkten wirklich sinnvoll ist, kann nur im Einzelfall entschieden werden. Trotz etlicher offensichtlicher Vorteile gibt es eine ganze Reihe von potentiellen Nachteilen. Abgesehen von Einbußen in Sachen Flexibilität müssen einige Maßnahmen ergriffen werden, welche die Abgrenzung der einzelnen Praxen und Datenbestände sicherstellen. Datenschutz und ärztliche Schweigepflicht gelten schließlich auch innerhalb von Gemeinschaften und Netzwerken. Schlußendlich werden für größere Einheiten leistungsfähigere Zentralrechner mit höchsten Anforderungen an die Systemzuverlässigkeit erforderlich, die nicht mehr zur Kategorie preiswerter Massen-PCs gehören. Da wird die angestrebte Kostenersparnis am Ende schnell zur Kostenfalle.

Gleiches gilt für die Nutzung einer einheitlichen Telefonanlage: Es bleibt zu berücksichtigen, daß größere Anlagen in diesem Bereich zwangsläufig auch mehr Sicherheit verlangen und nicht zuletzt deshalb in der Regel relativ teure Telefonzentralen erforderlich machen. Kleinere Anlagen sind erfahrungsgemäß weniger anfällig, flexibler und kostengünstiger.

(M) Meistens sinnvoll und zum Teil mit hohen Kostenspareffekten verbunden ist die gemeinsame Nutzung diagnostischer und therapeutischer Systeme wie z.B. Ultraschall.

Der Aufwand für ein zentrales Büro mit Kopierer, Fax, Notfallhandy läßt sich minimieren, wenn mehrere Nutzer sich beteiligen. Selbst die Idee eines zentral deponierten Notfallkoffers ist unter entsprechenden räumlichen Voraussetzungen zu verwirklichen.

(L) Nicht nur beim Einkauf, sondern vor allem im Personalbereich lassen sich durch Kooperation, sei es in Praxisgemeinschaften oder größeren Netzen, Einsparungen erzielen. So könnten im Bereich Datenschutz- / Sicherheits- / Laserbeauftragter mehrere Praxen auf eine Person für die gesamte Einheit zurückgreifen.

(L) Eine bessere Ausnutzung der Personalressourcen z.B. im Urlaubs- und Krankheitsfall, Time-sharing (Fachkräfte werden optimal ausgelastet) und andere Maßnahmen im Rahmen einer gemeinsamen Personaleinsatzplanung können ein großes Potential eröffnen – vor allem, wenn es gelingt, die Verteilung der Ressorts nach Fähigkeiten und Neigungen (auch bei den beteiligten Ärzten – Arbeitsschutz, Hygiene, Marketing, Pressearbeit usw.) vorzunehmen.

Auch Kleinigkeiten bringen in diesem Zusammenhang finanzielle Vorteile. Schon die gemeinsame Reinigung der Kittel ergibt pro Jahr einen nennenswerten Betrag in der Sparbilanz.

Ein weiteres Beispiel für Sparen durch Kooperationen ist die interne Fortbildung des Personals, mit der sich leider immer noch viele Praxen schwer tun. Eine einigermaßen vernünftige interne Fortbildung der Helferinnen bedeutet schließlich für den Arzt einen immensen zeitlichen oder finanziellen Aufwand. Wird die Personalweiterbildung aber für mehrere Praxen, eventuell für Dutzende

Partner eines Netzwerks, konzipiert und organisiert, erhält dieses Ansinnen eine Professionalität, die eine Einzelpraxis nur mit hohen Kosten realisieren könnte.

Letztendlich könnte die Kooperation in einem zentralen Organisationsbüro gipfeln, in dem eine entsprechende Fachkraft zentrale Managementaufgaben übernimmt (Praxisgeschäftsführer). Dieses Modell führt bei entsprechender Eignung der Person nicht nur zu einer zeitlichen Entlastung der Ärzte, sondern darüber hinaus zu weiteren Kosteneinsparungen durch professionelleren Einkauf, eine straffere Organisation und Personalplanung. Zusätzlich lassen sich sogar Verbesserungen im Abrechnungsbereich erzielen, wenn der Experte im Sinne der angeschlossenen Praxen auch in diesem Bereich tätig wird.

3.11 Steuern

In kaum einem anderen Bereich wird den Bürgern in Sachen Sparen soviel vorgegaukelt wie in Steuerfragen. Mit windigen Tricks, aber auch mit ganz legalen Methoden versuchen findige Ratgeber zu erreichen, daß möglichst wenig zu versteuernder Gewinn übrig bleibt. Leider stecken in den meisten Fällen handfeste Interessen derer dahinter, die den Steuerzahlern diese Ratschläge erteilen. Oft dient die angebliche, manchmal sogar tatsächliche Steuersparnis als Vorwand, zweifelhafte Objekte zu überhöhten Preisen zu verkaufen. „Wer nicht Steuern spart, ist dumm", lautet allenthalben der Tenor.

3.11.1 Vorsicht bei Steuersparmodellen

Erstaunlich ist, wie erfolgreich das permanente Bombardement der Argumente für Steuersparmodelle wirkt. Selbst ansonsten eher kritisch und rational denkende Geister scheinen jede Vorsicht zu vergessen, wenn es um Einsparungen in diesem Bereich geht. Sicherlich hat sich durch die wachsende Belastung mit Steuern und Sozialabgaben wie auch Gebühren eine Frustration breit gemacht, die zu diesem Phänomen in nicht unerheblichem Maße beiträgt.

In der Realität ist das Ergebnis dieser Anstrengungen nicht selten traurig. Auf jede nur erdenkliche Art wird versucht, Steuern zu sparen – oft aber nur mit dem Effekt, daß in der privaten Geldbörse – trotz Steuerersparnis – noch weniger übrig bleibt.

Da wird die weiße Jeans für DM 190,- im Fachhandel gekauft, weil dort eine Quittung mit dem Vermerk „Arbeitskleidung" zu bekommen ist. Die gleiche weiße Jeans kostet in der Boutique an der Ecke aber nur DM 79,-. Dort erhält man zwar auch eine Quittung, die unter Umständen nicht anerkannt wird. Doch selbst wenn die Hose aus der Boutique steuerlich nicht absetzbar wäre, bliebe im Vergleich zur teuren Hose mit der einwandfreien Quittung immer noch eine Differenz, die durch Steuersparnisse niemals wieder wettzumachen ist.

Noch größere Vorsicht ist angebracht, wenn es um Investitionen geht, mit denen in erster Linie das Ziel verfolgt wird, die Steuerlast zu senken. Auch wenn sie Steuern sparen, erhöht sich nicht automatisch der Gewinn. Diese Maxime ist aber das einzig vernünftige unternehmerische Ziel. Jede Investition ist liquiditätsmindernd. Deshalb ist es wirtschaftlich absolut unsinnig, „Kosten zu produzieren". Statt professionellen Verkaufshaien noch mehr Geld in den Rachen zu werfen, sollten Sie doch besser Steuern zahlen (Diese werden – zumindest zu einem Teil – sinnvoll in Infrastruktur, Straßen, Schulen etc. angelegt).

Ein Experte hat zu diesem Thema einmal sehr treffend formuliert: „So lange der Spitzensteuersatz unter 100 % liegt, bewirkt eine Erhöhung der Praxiskosten immer eine Verringerung des verfügbaren Einkommens."

Der Satz „voll von der Steuer abzuschreiben" bezieht sich ohnehin nur auf die unterste individuelle Progressionsstufe der Steuerlast. Da die wenigsten mit ihrem zu versteuernden Einkommen im Bereich des Spitzensteuersatzes liegen, werden die Steuern durch die Investition lediglich um ca. 30 % der Investitionshöhe gesenkt. „Die Hälfte gibt der Staat dazu", ein beliebter Spruch in der Szene der Steuersparer, ist also vollkommen übertrieben.

Insbesondere Steuersparmodelle mit Investitionen in Abschreibungsobjekte sind mit Vorsicht zu genießen. Wo Verlustzuweisungen angeboten werden, werden de facto Verluste gemacht. Statt in Schiffe, Container oder Industrieanlagen sollten Sie zunächst lieber in die Ausstattung Ihrer Praxis investieren. Anstatt andere reich zu machen, sollten Sie lieber etwas für Ihre eigene Zufriedenheit und die Ihrer Helferinnen tun, indem Sie in den privaten Bereich oder direkt in die Praxis investieren. Versuchen Sie primär, ein angenehmeres Ambiente oder bessere Arbeitsbedingungen in der Praxis zu schaffen. Erzeugen Sie somit in Ihrem direkten Umfeld mehr Lebensqualität, statt finanzielle Risiken einzugehen.

Nicht Kosten produzieren, um Steuern zu sparen, muß die Devise lauten, sondern Kosten produzieren, um Lebensqualität zu schaffen; oder aber Kosten vermeiden, um das Einkommen zu erhöhen.

3.11.2 Steuern sparen – aber richtig

(L) Es ist sinnvoller, wenn Sie zunächst Ihre privaten Schulden bezahlen bzw. wenn Sie diese per Drei-Konten-Modell in den betrieblichen Bereich umschichten.

Langfristig sollten Sie anstreben, ein Eigenheim zu kaufen. Die Rendite ist zwar nicht so hoch wie bei spekulativen Super-Sonder-Abschreibungsobjekten, dafür bringt ein eigenes Haus im Vergleich viel mehr Sicherheit und Lebensqualität.

Ihr nächstes Ziel sollte sein, die Praxisschulden zu zahlen, weil die Kreditkosten in der Regel höher sind als die anderswo zu erwartenden Renditen.

Wenn Sie die Zinsfreibeträge (DM 6.000,- / 12.000,-) ausgeschöpft, Ihr Praxisumfeld angenehm gestaltet und immer noch Geld für Investitionen übrig haben, dann können Sie anfangen, über Steuersparmodelle nachzudenken.

(TIP) Das eben angesprochene Drei-Konten-Modell ist übrigens eine der interessantesten, legalen Möglichkeiten, Kosten bzw. Steuern zu sparen. Es funktioniert eigentlich sehr einfach und wurde erst vor kurzer Zeit höchstrichterlich abgesegnet. Dabei werden die Praxiseinnahmen und die Praxisausgaben über zwei getrennte Bankkonten verbucht. Die Guthaben des Einnahmenkontos werden aber nicht zum Ausgleich der Praxiskosten und Investitionen verwendet, sondern auf ein drittes, privates Konto überwiesen, mit dem private Kredite (z.B. für das eigene Wohnhaus) getilgt werden.

Das Praxisausgaben-Konto gerät dadurch natürlich immer weiter in die roten Zahlen. In der Regel machen die Banken dieses Spiel unkompliziert mit und gewähren Ihnen einen Kredit für die auflaufenden Praxisschulden. Zumal sich Ihre Gesamtverschuldung ja nicht ändert. Quasi im gleichen Maße, wie Ihre Praxisverschuldung zunimmt, nimmt Ihre private ab. Sie wandeln somit private Schulden in Praxisschulden um. Bei einem jährlichen Praxisumsatz von DM 350.000,- können Sie so innerhalb von knapp zwei Jahren problemlos ein mittleres Einfamilienhaus umfinanzieren. Der Spareffekt besteht nun darin, daß Sie die Zinsen für den Kredit nicht mehr mit bereits versteuertem Geld bezahlen, sondern diese Zinsen, weil es sich um Praxisschulden handelt, zu Kosten werden, die den Gewinn und damit die darauf zu entrichtenden Steuern mindern.

Eine einfache Möglichkeit, Steuern zu sparen, liegt darin, keine allzu großen Beträge vorauszuzahlen. Der Kredit, den Sie dem Finanzamt einräumen, wird nicht besonders günstig verzinst. Wenn Sie also geringere Einnahmen zu erwarten haben, sollten Sie von Ihrem Steuerberater verlangen, daß er möglichst umgehend eine Änderung der Vorauszahlung beantragt.

Eine weitere Sparmöglichkeit in diesem Bereich besteht unter Umständen in der Ansparabschreibung.

Maximal 50 % der Investitionskosten können bereits bis zu zwei Jahre vor Durchführung einer Investition steuerlich geltend gemacht werden. Diese Option besteht aber ausschließlich bei der Anschaffung (fabrik)neuer beweglicher Anlagegüter, also beispielsweise nicht beim Kauf von Gebrauchtgeräten.

Das formale Procedere ist dabei einfach. Der Gesetzgeber erlaubt, bis zu zwei Jahre vor einer Investition eine gewinnmindernde Rücklage von maximal 50 % der voraussichtlichen Anschaffungskosten zu bilden. Eine solche Rücklage stellt – wie jede Abschreibung – keinen Liquiditätsabfluß dar. Sie reduziert aber das zu versteuernde Einkommen. Damit senkt sie die Steuerschuld und erhöht – als Folge – die Liquidität.

Die Ansparabschreibung bewirkt nicht, wie manche Zeitgenossen einem leider weismachen wollen, daß mehr als 100 % der Anschaffungskosten abgeschrieben werden. Denn im Anschaffungsjahr ist die Ansparabschreibung gewinnerhöhend aufzulösen. Dadurch würde das zu versteuernde Einkommen und somit die Steuerschuld steigen. Diesem Effekt wird nun entgegengewirkt, indem die Absetzung für Abnutzung (AfA) – linear oder degressiv – in Ansatz gebracht wird. Es kommt somit zu einer Aufrechnung.

Beispielsweise kann im Jahr der Anschaffung eine degressive Abschreibungsrate in Höhe von 30 % in der Regel zuzüglich 20 %

Sonderabschreibung vorgenommen werden. Durch diese Gestaltungsvariante wird die Steuererhöhung, die durch die Auflösung der Ansparabschreibung entsteht, voll kompensiert. Der Restbetrag unterliegt in den Folgejahren den üblichen Abschreibungsverfahren.

Wenn die Anschaffung des Wirtschaftsguts nach zwei Jahren unterbleibt, muß die Ansparabschreibung aufgelöst werden. In diesem Fall erhöht sich der steuerlich relevante Gewinn. Da keine Abschreibungen als Gegenposition wirken, ergibt sich eine höhere Steuerschuld.

Zusätzlich „bestraft" der Gesetzgeber die nicht planmäßig genutzte Ansparabschreibung, d.h. das Unterlassen der Investition, durch einen Gewinnzuschlag von 6 % p.a. auf den Gesamtbetrag. Auf diese Art soll ein Gestaltungsmißbrauch verhindert werden. Sofern eine Investition weniger kostet als ursprünglich vermutet, wird der zu hoch angesetzte Teil der Ansparabschreibung ebenfalls mit einem sechsprozentigen Gewinnzuschlag besteuert.

Die Ansparabschreibung kann von Existenzgründern während des sogenannten Gründungszeitraums in Anspruch genommen werden. Als Gründungszeitraum gelten das Wirtschaftsjahr der Praxiseröffnung und die fünf folgenden Wirtschaftsjahre.

Vor allem in Jahren, in denen eine höhere Steuerprogression als im Folgejahr zu erwarten ist, oder in denen sich durch Änderungen in der Steuergesetzgebung die Steuerlast in kommenden Jahren wahrscheinlich verringern wird, kann tatsächlich gespart werden.

Überhaupt sollten Sie zunächst sämtliche Möglichkeiten nutzen, sinnvoll und risikolos Steuern zu sparen – auch die kleinen.

(M) So können oftmals Ehefrauen und Kinder in die Praxistätigkeit eingebunden werden. Die dafür gezahlten Gehälter steigern zwar die Kosten, vermindern aber die Steuerlast und erhöhen somit in gewissen Grenzen das Familieneinkommen.

Auch das Sammeln von Belegen kann, wenngleich es natürlich lästig ist, von Vorteil sein. Bedenken Sie, daß die Mark, die in die nächste Progressionsstufe überleitet, DM 50,- wert sein kann. Zumindest sollten Sie sämtliche Möglichkeiten nutzen, Pauschalen anzusetzen. So werden bei einigen Fachrichtungen ca. DM 30,- bis 50,- an monatlichen Parkgebühren für Hausbesuche ohne weiteres anerkannt.

Zu den kleineren Sparmöglichkeiten zählt es auch, ausgedientes Praxismobiliar, Telefone, Computer etc. nicht wegzuwerfen, sondern besser einer gemeinnützigen Organisation oder z.B. einer Schule zu spenden – natürlich gegen eine Spendenquittung. Auch wenn es sich nur selten um größere Beträge handeln wird – jede Mark zählt.

Ein weiterer Punkt muß in diesem Zusammenhang angesprochen werden. Steuern werden auch erhoben, um einen sozialen Ausgleich schaffen zu können. Sollten Sie in der Situation sein, zeitweise zu der Gruppe zu gehören, die aufgrund ihres Einkommens als unterstützungswürdig anzusehen ist, so zögern Sie nicht, diese Unterstützung zu beantragen.

Gerade in diesen schwierigen Zeiten, in denen auch immer mehr Ärzte in bestimmten Situationen in den Kreis der Einkommensschwachen geraten, darf das kein Tabu sein. Beantragen Sie in dieser Situation sämtliche öffentliche Hilfen, auf die Sie Anspruch haben. Bitte keine falsche Scham, wenn Sie z.B. Wohngeld erhalten können. Vor allem wenn Sie mehrere Kinder haben, können Sie in den „Genuß" dieser öffentlichen Hilfen kommen – auch wenn Sie nicht unbedingt bettelarm sind.

3.12 Terminplanung

(M) Vielleicht werden Sie sich fragen, was Terminplanung mit dem Thema „Kosten sparen" zu tun hat. Bei genauer Betrachtung gibt es viele Berührungspunkte:

- Eine funktionierende Terminorganisation spart Personal, weil die Personalstärke dann nicht an den Spitzenzeiten der Praxisbelastung ausgerichtet werden muß.

- Außerdem wird in einer Terminpraxis Raum gespart, weil weniger Patienten zur gleichen Zeit im Wartezimmer der Praxis versammelt sind. Der „Patientenlagerraum", die Wartefläche, kann also drastisch verringert werden.

- Bei wartenden Patienten wächst die Ungeduld. Vor allem Ihre Helferinnen werden darunter leiden. Auf Dauer wird diese Situation nicht nur die Arbeitsleistung der Helferinnen negativ beeinflussen, sondern auch zu zusätzlichen, kostenintensiven Ausfällen führen.

Sie sollten also nicht nur aus Gründen des Praxismarketings versuchen, eine optimale Terminplanung zu betreiben, sondern auch, um Kosten zu sparen.

Wie erreichen Sie nun einen Organisationsstandard, der Wartezeiten vermindert, Streß reduziert, Personal einspart und den Raumbedarf verringert? Zugegeben, einfach ist das nicht, doch die nachfolgenden Anregungen werden Ihnen dabei helfen.

Ertappen Sie sich schon dabei zu denken: „Bei uns geht das nicht"? Wischen Sie diesen Gedanken weg. Terminplanung läßt sich in jeder Praxis einführen, sie funktioniert unabhängig von der Praxisgröße oder Fachrichtung.

3.12.1 Probleme bei der Terminplanung

Zwar lassen sich trotz bester Planung Wartezeiten niemals völlig vermeiden, weil es Notfälle oder andere unvorhersehbare Störfaktoren gibt. Daraus aber zu folgern, eine Terminplanung sei in einer

Arztpraxis nicht durchführbar, ist der falsche Schluß. Dieser Gedanke kann schon deshalb nicht richtig sein, weil selbst bei angenommen 20 % nicht planbarer Fälle immerhin noch 80 % der Patientenkontakte organisiert werden können. Bei geschickter Planung der kalkulierbaren Fälle lassen sich die nicht vorhersehbaren zudem wesentlich besser verkraften.

Ein Anteil von 20 % nicht planbare Fälle dürfte für die meisten Praxen ohnehin einen außergewöhnlich hohen Wert darstellen. Es ist doch so: Selbst der größte Teil der scheinbar „akuten" Fälle sind nicht solche, die unbedingt noch am gleichen Tag, oft noch nicht einmal in der gleichen Woche, dringend untersucht und behandelt werden müssen.

Die Ursachen langer Wartezeiten sind bei der Mehrzahl der Praxen gleich.

Meist werden lange Wartezeiten auf das hohe Patientenaufkommen zurückgeführt. Doch dieses Argument zählt nicht. Eine hohe Patientenzahl bedingt allenfalls, daß Sie die Arbeit nicht bewältigen. Sollten Sie also abends des öfteren in Ihr Wartezimmer gehen müssen, um die Patienten zu bitten, morgen wiederzukommen, dann haben Sie entschieden zu viel zu tun. Lange Einbestellzeiten („nächster freier Untersuchungstermin in drei Monaten") sind ein Zeichen für Überlastung.

Doch Wartezeiten entstehen nicht durch Überlastung, sondern weil Patienten zum falschen Zeitpunkt bestellt wurden oder erschienen sind. Die Erfahrung zeigt, daß in Arztpraxen lange Wartezeiten auch an Tagen ohne Notfälle entstehen.

Der Grund dafür liegt vielmehr darin, daß das vorgeblich betriebene Terminplanungsverfahren allenfalls in Ansätzen vorhanden ist. Häufig wird im eigentlichen Sinne nicht geplant, sondern lediglich eine bestimmte Zahl von Patienten möglichst gleichmäßig über den Tag verteilt. Die Nichtberücksichtigung von Patientenunterschieden, Notfällen, Stoßzeiten und anderen Faktoren führt jeden Tag zwangsläufig zu unnötigen Wartezeiten.

Andere wiederum schätzen die eigene Zeitplanung nicht ehrlich genug ein. Wer täglich bis 14.00 Uhr Patienten behandelt, aber immer nur bis 12.00 Uhr Termine vergibt, der hat eine rund zweistündige Wartezeit (!) bereits fest in der Terminorganisation verankert – ohne sich dessen bewußt zu sein.

Ein weiterer Grund sind die sogenannten kleinen Arbeiten, die gerne unterschätzt werden: die „kurzen" Telefonanrufe, die nicht selten wichtige Gespräche mit Patienten unterbrechen, und die Rezepte, die zwischendurch mal eben unterschrieben werden. In Ihrer Gesamtheit bringen diese kleinen Arbeiten die sorgfältige Planung durcheinander.

In einigen Fällen erfolgt die Terminierung auch einfach nur am Bedarf vorbei, weil bei der Planung die Bedürfnisse der Patienten zu wenig berücksichtigt werden. Wo ein nahegelegener Großbetrieb mit Schichtdienst einen hohen Bedarf an frühmorgendlichen Terminen erfordert, die Praxis aber erst um 9.00 Uhr ihre Pforten öffnet, da schafft man sich einen guten Teil seiner Terminprobleme selbst.

3.12.2 So planen Sie richtig

Eine professionelle Terminplanung muß stets flexibel genug sein, damit sie sich an die individuellen Praxisbelange anpassen läßt. Sie muß im Prinzip sogar aus dem jeweiligen Bedarf heraus entwickelt werden.

Führen Sie sich bei den weiteren Überlegungen also vor Augen, welchen Zweck die Terminverwaltung eigentlich erfüllt: Sie dient dazu, das Angebot (Ihre Arbeitszeit) und die Nachfrage (die Behandlungsbedürfnisse Ihrer Patienten) aufeinander abzustimmen.

(M) Da Angebot und Nachfrage nie konstant sind, ergibt sich die Notwendigkeit, die überhöhte Nachfrage in Zeiten des Spitzenbedarfs auf einen größeren Zeitraum zu verteilen und die Bedarfslücken zu füllen, in denen üblicherweise wenige Patienten kommen.

Wenn es nun lediglich um ein gleichmäßiges Verteilen ginge, hätten Sie es einfach. Doch damit ist es nicht getan. Terminplanung heißt, auch Notfälle und andere unvorhersehbare Ausnahmesituationen zu berücksichtigen. Begehen Sie also nie den Fehler, zu eng zu planen. Sie sollten versuchen, jederzeit einen nicht aufschiebbaren

Fall behandeln zu können, ohne den geplanten Ablauf durcheinanderzubringen.

Zusätzliche, nicht geplante Termine müssen dann in den Feierabend verlegt werden. Oder ein anderer, bestehender Termin muß verschoben werden.

Auch saisonale Unterschiede und besondere Stoßzeiten müssen in die Terminplanung einfließen. Die typischerweise an Montagen auftretende Mehrbelastung resultiert natürlich aus dem Wochenendschub. Mit ein oder zwei zusätzlichen Pufferzeiten, in denen keine festen Termine vergeben werden, läßt sich dieses Problem im Laufe des Montagvormittags weitestgehend neutralisieren.

Die verschiedenen Terminarten sollten möglichst gleichmäßig über den Tag verteilt werden. Vor allem ist darauf zu achten, daß voraussichtlich zeitaufwendige Termine mit ersichtlich kurzen alternierend angesetzt werden. Andernfalls besteht die Gefahr, daß Leerlaufzeiten entstehen. Wenn fünf zeitaufwendige 20-Minuten-Untersuchungen nacheinander angesetzt sind und zwei davon entfallen, weil Patienten fernbleiben, sind 40 Minuten zu überbrücken. Durch wechselweises Terminieren gewinnen Sie hingegen in einer solchen Situation einen Puffer, weil Sie sich für die Kurzpatienten mehr Zeit lassen können. ◈TIP◈

Aus diesem Grund sollten Sie auch vermeiden, mehrere Erstpatienten nacheinander zu terminieren, da gerade hier der Zeitbedarf kaum kalkulierbar ist. Selbst die unscheinbaren Tätigkeiten (Telefonate, Rezepte unterschreiben, kurze Wundkontrollen) müssen bewußt mit eingerechnet werden.

Vermeidbare Probleme entstehen in vielen Praxen durch die ungenügend durchdachte Festlegung der Sprechstundenzeiten. Um die Wartezeit wirksam zu verkürzen, müssen Sie sich an den tatsächlichen Arbeitszeiten orientieren, die sich durch die Patientennachfrage ergeben. Wenn Ihre Vormittagssprechstunde regelmäßig bis 15.00 Uhr dauert, Termine aber nur bis 12.00 Uhr vergeben werden, muten Sie Ihren Patienten nicht nur eine dreistündige Wartezeit zu, sondern konzentrieren auch noch diejenigen, welche ohne Termin Ⓜ

erscheinen, auf die kurze Vormittagsspanne. Dagegen würden sich bei weiter gefaßten Öffnungszeiten die unangemeldeten Patienten über einen längeren Zeitraum verteilen.

Sollte also bei einer bestimmten Anzahl Patienten die Vormittagssprechstunde erfahrungsgemäß bis 15 Uhr dauern, so muß der letzte Patient für 14.45 Uhr einbestellt werden. Das bedeutet nicht, mehr Patienten am Vormittag zu behandeln, sondern sie zu ihrem wahrscheinlichen Behandlungstermin zu bestellen – und damit die Wartezeit zu verkürzen.

Sprechstundenzeiten sollten also unbedingt bedarfsnah festgelegt werden.

3.12.3 Der ideale Terminplaner

Eine gute Möglichkeit, im Bereich Terminwesen zu sparen, ist der Terminplaner. Er ist eine der wesentlichen Grundlagen für ein funktionierendes Terminwesen und ein Faktor, der sich mit einfachen Mitteln beeinflussen läßt.

Die vordergründig kostengünstigste Methode ist es, eine der Kladden als Terminplaner zu verwenden, die bei verschiedenen Gelegenheiten so gerne verteilt werden. Leider sind diese Exemplare zumeist unhandlich und unübersichtlich und deswegen für diese Funktion denkbar ungeeignet. Auch gewöhnliche Schreibtisch- oder Wandkalender sind für die Terminplanung einer Arztpraxis nicht geeignet, da schon die Einteilung der Stunden und Wochentage meist nicht mit der Terminplanung einer Praxis kompatibel ist. Allerdings ist das bei den speziell für die Arztpraxis angebotenen Terminplanern auch nicht immer der Fall.

Wenn Sie sparwillig sind, sollten Sie also einen Bogen um den „Super-Praxisplaner" für einige Hundert Mark machen. Auch die aufwendigen Exemplare mit seitlich hervorstehenden Schuppen, auf denen die Termine für die nächsten Monate übersichtlich markiert werden können, sollten Sie meiden. Was dort für teures Geld angeboten wird, ist meistens zu teuer, nicht selten platzverschwendend und manchmal sogar als völlig überflüssig zu beurteilen. In fast allen Praxen, in denen mit den teuren und aufwendigen Schuppenkalendern gearbeitet wird, ist das Markierungsfeld für belegte Termine nicht beschriftet. Damit wird nicht nur unnötig Geld verschwendet, sondern auch noch zwei Drittel mehr Platz als für den eigentlichen Planer nötig wäre.

Die preiswerteste und gleichzeitig erfolgreichste Methode, einen brauchbaren Terminplaner zu bekommen, ist die Eigenentwicklung. ◁TIP▷

In einem gemeinsamen Gespräch aller Praxismitarbeiter wird dazu auf einem DIN A4-Blatt der optimale Planer entworfen und dann fein säuberlich abgezeichnet. Die Vorlage wird nun einige Dutzend Male kopiert und in ein normales Ringbuch eingeheftet. Nach einer Testphase dieses ersten Entwurfs von ca. ein bis zwei Monaten gibt man einen überarbeiteten Entwurf zur Druckerei, läßt ihn sauber umsetzen und einige hundert Exemplare auf Karton drucken. Schon verfügt die Praxis über den individuellen, optimalen Planer, der darüber hinaus auch noch vergleichsweise wenig Geld kostet.

Checkliste: Terminplaner

Ein guter Terminplaner sollte folgende Merkmale aufweisen:

1.
Maß DIN A3 (ca. 30 cm x 40 cm, aufgeklapptes Ringbuch DIN-A4), sonst zu unhandlich.

2.
Pro Patiententermin knapp 3 - 4 cm Breite und 4 - 6 mm Höhe. Kleinschreiben zwingt zum Schönschreiben.

3.
Möglichst Übersicht über 5 Arbeitstage. Sollte bei der oben empfohlenen Planer- und Einzelterminöße in den meisten Praxen machbar sein.

4.
Papierstärke 90 Gramm pro Quadratmeter, in Buchungskarton-Qualität, oder 130-150 gr/qm (Postkartenkarton) bei Einfachkarton. Da Planer extremen Belastungen ausgesetzt sind, führt eine mindere Papierqualität sehr schnell zu unschönen Eselsohren und Rissen.

(S) Da Terminverschiebungen immer wieder vorkommen, sollten die Einträge im Planer nicht mit Kugelschreiber oder Filzstift, sondern mit Bleistift vorgenommen werden. Andernfalls werden zeitraubende und verschwenderische Korrekturen mit teurem Tipp-Ex oder Aufklebern nötig.

3.13 Versicherungen

Das Bedürfnis, sich gegen alle Eventualitäten zu versichern, ist nicht nur in Deutschland sehr ausgeprägt. Oft dienen Versicherungen dazu, eigene Ängste zu beschwichtigen. Ängste sind sehr starke Gefühle, die sich in der Werbung und im Verkaufsgespräch leicht zum Nachteil des Kunden ausnutzen lassen.

Das bedeutet nicht, daß Versicherungen blanker Unsinn sind – zumindest nicht alle. Es gibt einige Versicherungen, die unter dem kaufmännischen Aspekt durchaus sinnvoll sind. Andere sind unbedingt notwendig – auf sie zu verzichten, wäre purer Leichtsinn. In den meisten Fällen hängt es vom individuellen Risikoprofil ab, ob zu einer bestimmten Versicherung zu raten ist oder nicht.

Eines haben jedoch fast alle Versicherungen gemeinsam: Sie verursachen hohe Kosten. Deshalb sollten Sie sich mit diesem Kapitel ernsthaft beschäftigen, das Ihnen einige Anregungen bietet, um Ihr Versicherungsverhalten vielleicht neu zu überdenken.

Sofern Sie den Bereich Versicherungen bislang vernachlässigt haben, befinden Sie sich zwar in zahlreicher guter Gesellschaft, sollten sich aber dennoch schleunigst intensiv damit auseinandersetzen. Hier wurden bei kritischer Analyse schon Einsparpotentiale von mehreren Tausend Mark pro Jahr aufgedeckt.

Werden Sie sich zuerst einmal klar darüber, welche Summen Sie jährlich für Versicherungen ausgeben. Die Checkliste am Ende des Kapitels kann Ihnen dabei helfen. Als nächsten Schritt versuchen Sie, alle Versicherungen bzw. die Gründe für die damaligen Abschlüsse zu überprüfen. Nicht selten können Sie nun schon die ersten Kostenreduktionsmaßnahmen einleiten, wenn Sie dabei feststellen, daß Sie noch immer für eine längst überflüssige Versicherung bezahlen. Vielleicht besteht ein Kredit nicht mehr, den Sie mit einer Police absichern mußten. Eventuell beinhaltet eine Versicherung neueren Datums den Leistungsumfang einer älteren (so ist z.B. ist in vielen Berufshaftpflichtversicherungen eine private enthalten).

3.13.1 Neutrale Berater

Als zusätzliche Maßnahme können Sie einen Versicherungsexperten engagieren, der Ihre Vertragssituation genau unter die Lupe nimmt. Leider gibt es nur wenige unabhängige Experten. Die meisten sind Makler, die an den Versicherungen durch Provision verdienen. Die höchsten Provisionen gibt es naturgemäß für die teuersten Versicherungen. Sie können sich vorstellen, was die meisten Makler daher im Sinn haben.

Guter Rat ist erst einmal teuer, aber auch etwas wert!

TIP Ein Berater, der in Ihrem Sinne denkt und handelt, sollte unabhängig sein. Er sollte nicht von Provisionen, sondern von Honorareinnahmen leben. So kostet er Sie zwar im Vorfeld Geld, doch den Betrag der Beratungskosten sollten Sie innerhalb kurzer Zeit durch seinen Rat um ein Mehrfaches einsparen. Das ist der Unterschied zwischen Ihrem Berater und einem Versicherungsvertreter.

Ein Berater könnte Ihnen z.B. aufgrund seines Fachwissens dazu raten, statt einer Unfallversicherung besser eine Betriebsunterbrechungsversicherung abzuschließen. Diese ist nämlich steuerlich absetzbar, da sie betrieblich bedingt ist – im Gegensatz zur Unfallversicherung, die eine persönliche Versicherung darstellt. Es gibt derzeit Betriebsunterbrechungsversicherungen, die nicht nur die Kosten Ihrer Praxis, sondern auch Ihren Gewinn absichern. Als Berechnungsbasis zur Festlegung der Versicherungssumme dienen Ihre steuerlichen Daten aus der Vergangenheit. Als Anhaltspunkt: Für jeweils DM 100.000 Umsatz werden etwa DM 1.900,- pro Jahr als Versicherungbeitrag abverlangt. Hierbei sind aber unbedingt die Versicherungsbestimmungen zu beachten, d.h. unter welchen Umständen der Versicherungsfall eintritt.

M Besonders günstig ist der Abschluß oft im Rahmen einer Gruppenversicherung. So können z.B. über Berufsverbände nicht selten weitaus günstigere Konditionen erzielt werden.

Erfragen Sie bei jeder Versicherung unbedingt, zu welchem Zeitpunkt eine Aussteuerung aus der Versicherung erfolgen kann.

Ein professioneller, loyaler Versicherungsberater macht Sie vielleicht auch darauf aufmerksam, daß es bei der Vollkaskoversicherung, wie bei der Haftpflichtversicherung, einen Schadenfreiheitsrabatt gibt. Dieser wird bei Teilkasko nicht gewährt, daher kann ein Vollkaskoschutz manchmal günstiger sein als eine Teilabsicherung.

Ein provisionsunabhängiger Berater führt in der Regel eine individuelle Risikoanalyse durch. Er wird Ihnen genau sagen, welche existenzbedrohenden Risiken Sie absichern sollten und welche (un)wahrscheinlichen Risiken Sie zwar bedenken, aber nicht immer komplett absichern müssen. Er hilft Ihnen auch bei der kritischen Bewertung des Kostenumfangs bestimmter Risiken.

Wenn Sie Glück haben, finden Sie einen Experten, der nicht nur in der Versicherung von Risiken bewandert ist, sondern auch in deren Minimierung. Er wird also Hinweise auf Gefahrenquellen und Vorschläge für deren Beseitigung geben können. Mit den einschlägigen Informationen der Berufsgenossenschaften zu diesem Thema sollten Sie sich übrigens ebenfalls beschäftigen. Es ist schließlich vernünftiger, Gefahren zu vermeiden, als sich gegen sie zu versichern.

Helfen kann Ihnen ein unabhängiger Berater auch beim Vergleich von Versicherungsangeboten. Er wird sehr schnell erkennen, ob die in Paketen zusammengeschnürten Leistungen in Art und Umfang Ihrem tatsächlichen Bedarf entsprechen.

3.13.2 Vorbeugende Maßnahmen

Generell sollten Sie folgende Ratschläge beachten, damit nicht unnötige Kosten im Zusammenhang mit Versicherungen entstehen:

Checkliste: Versicherungsverträge

(S)

- Holen Sie Angebote immer von mehreren Versicherungen ein, um Vergleichsmöglichkeiten zu haben.

- Vertrauen Sie keinen mündlichen Zusagen von Versicherungsvertretern, wenn diese sich nicht mit dem Vertrag decken oder nicht zumindest schriftlich fixiert worden sind.

- Lassen Sie sich nach der Vertragsunterschrift eine Kopie aushändigen.

- Beantworten Sie alle Fragen zu den versicherten Gütern vollständig und wahrheitsgemäß. Andernfalls riskieren Sie trotz regelmäßiger Prämienzahlung Ihren Versicherungsschutz.

- Versichern Sie die Sachwerte zum gleitenden Neuwert bzw. vereinbaren Sie eine Wertzuwachsklausel, wenn Sie kein eigenes Risiko tragen wollen.

- Wenn Sie sich entscheiden, bei den Sachversicherungen ein Restrisiko selbst zu tragen, müssen Sie unbedingt die Gefahr der Unterversicherung ausschließen, damit die Versicherung nicht die Ersatzpflicht verweigert.

- Vermeiden Sie langfristige Versicherungsverträge mit fünf- oder zehnjähriger Bindung.

Vor allem der letzte Punkt provoziert häufig Ärger. Gerade die in Versicherungsfragen oft unerfahrenen Heilberufler lassen sich, meist ohne es zu bemerken, auf langfristig bindende Verträge ein. Im Gespräch mit Kollegen kann man dann feststellen, daß die Police maßlos überteuert ist. Viele Rechtsstreitigkeiten haben hier ihre Ausgangspunkt, zahlreiche Fälle sind aber letztendlich zu Gunsten des Versicherten entschieden worden. Verträge, die nach dem 01.01.1991 abgeschlossen wurden, fallen unter das seinerzeit geänderte Versicherungsvertragsgesetz. Danach sind Verbraucher nicht länger als drei Jahre an einen Vertrag gebunden, wenn eine längere Laufzeit nicht schriftlich mit einem der Laufzeit entsprechenden prozentualen Nachlaß vereinbart ist. Seit 1994 haben Sie als Versicherter sogar auf jeden Fall ein Kündigungsrecht zum Ende des fünften Vertragsjahrs. Sollten Sie beabsichtigen, einen Versicherungsvertrag zu kündigen, haben Sie prinzipiell gute Karten, denn es gibt eine Reihe weiterer verbraucherfreundlicher Regelungen in diesem Zusammenhang. Wenden Sie sich im Zweifel an einen Anwalt oder eine der Verbraucherzentralen.

Die Checkliste „Notwendigkeit von Versicherungen" am Ende des Kapitels soll Ihnen helfen, sich kritisch mit Ihrer Versicherungssituation auseinanderzusetzen. Zuvor aber noch einige weitere Hinweise zu einzelnen Versicherungen.

3.13.3 Einige Versicherungstypen

Eine Versicherung, über die fast jeder Arzt verfügt, ist die Risikolebensversicherung, die im Falle seines Todes eine festgelegte Summe an einen Berechtigten auszahlt. Eine solche Versicherung verlangen in der Regel Banken, um Kredite abzusichern. Im eigenen Interesse verfügen die meisten Ärzte über eine solche Versicherung, um im Todesfall Ihre Familie finanziell abzusichern. In dieser Funktion ist sie nahezu unverzichtbar. Zumal reine Risikolebensversicherungen, vor allem in jungen Jahren abgeschlossen, nicht sehr kostenintensiv sind. Bedenken Sie, daß sie Riskolebensversicherungen auch so einsetzen können, daß je nach Ansparung oder Tilgung für die Praxisfinanzierung die Versicherungssumme jährlich neu festgesetzt werden kann. Das bedeutet für Sie eine niedrigere Versicherungssumme und damit Einsparung von Kosten.

Kein unbedingtes Muß ist die Kapitallebensversicherung. Da hier ein Sparvertrag mit einer Lebensversicherung gekoppelt ist, werden wesentlich höhere Beträge fällig. Manche Ärzte setzen Kapitallebenversicherungen zur Tilgung von Praxisdarlehen ein. Ob eine solche Versicherung Sinn hat, hängt sehr stark von der Situation, von der Zielsetzung ab. Unter Umständen kann eine Praxisfinanzierung über eine Lebensversicherung kombiniert mit einem Bankdarlehen günstiger sein als eine reines Tilgungsdarlehen.

TIP Überlegen Sie sehr sorgfältig, ob eine Kapitallebensversicherung allein aus steuerlichen Erwägungen abgeschlossen werden soll. Bedenken Sie, daß diese Finanzierung über die gesamte Laufzeit nicht ohne weiteres vorzeitig abgelöst werden kann. In diesen Fällen ist der „steuerliche Vorteil" nicht mehr gegeben.

! Ändern Sie keinesfalls Ihre Lebensversicherung, wenn sie einmal für eine Finanzierung abgeschlossen wurde, da ansonsten eine „Steuerschädlichkeit" eintritt, die Ihnen Nachteile einbringt. Fragen Sie zu diesem Komplex immer Ihren Steuerberater, bevor Sie etwas unterschreiben.

Unfallrisiken können über eine Unfallversicherung abgesichert werden. Hier ist darauf zu achten, ob nur private oder auch berufliche Risiken abgesichert sind. Als Arzt müssen Sie speziell darauf achten, daß auch berufstypische Risikofaktoren (Infektion, Röntgenunfall etc.) eingeschlossen sind.

Die Art der Krankenversicherung hängt ebenfalls davon ab, wie man sein persönliches Risikoprofil einschätzt. In vielen Fällen können sich Ärzte selber behandeln oder von Kollegen kostengünstig behandeln lassen. Auch ist die Einkommenssituation eines Arztes im Normalfall so, daß das Risiko einer Selbstbeteiligung von wenigen Tausend Mark pro Jahr finanziell zu verkraften ist. Hier reicht es deshalb meistens aus, nur die „großen" Risiken abzudecken, was mit relativ kostengünstigen Verträgen zu realisieren ist. Als Arzt mit großer Familie kann es andererseits sinnvoll sein, freiwilliges Mitglied einer gesetzlichen Krankenversicherung zu sein. Ein relativ hoher Beitrag für einen umfassenden Schutz kann, geteilt durch vier, sechs oder mehr Versicherte, letztendlich sehr günstig sein.

TIP Auf keinen Fall sollte man auf die freiwillige Unfallversicherung über die Berufsgenossenschaft verzichten. Für die Mitarbeiter eine Pflichtversicherung, ist sie für den Arzt freiwillig, aber unbedingt zu empfehlen. Die Beiträge sind im Vergleich zu anderen Unfallversicherungen recht günstig, die Leistungen umfassend (Heilbehandlung, Verletztengeld, Reha-Maßnahmen, Invaliditätsrente, Hinterbliebenenrente) und als Betriebsausgabe steuerlich abzugsfähig.

Vorsicht ist geboten, wenn Leistungen von Versicherern kollidieren. So könnte eine Verdienstausfallversicherung ihre Leistungspflicht bestreiten bzw. anteilsweise bestreiten, wenn durch die Berufsgenossenschaft ein Verletztengeld gezahlt wird. Anders liegt der Fall bei einer Krankenhaustagegeldversicherung. Mit ihr will man in der Regel keinen Verdienstausfall kompensieren, sondern die zusätzlichen privaten Aufwendungen bei einem Krankenhausaufenthalt ausgleichen. Ob das wirklich notwendig ist, darüber läßt sich trefflich streiten. Vor allem dann, wenn ohnehin eine Betriebsunterbrechungsversicherung besteht.

Kostenkollisionen anderer Art kann es geben, wenn Praxisinventar bereits über eine Elektronik- oder Schwachstromversicherung abgesichert ist, zusätzlich aber noch in eine Praxisinventar- bzw. Hausratversicherung einfließt. In diesem Fall zahlen Sie doppelte Prämien, ohne daß die Versicherungen im Schadensfall den Schaden zweifach ersetzen.

Ist eine Inventarversicherung wirklich notwendig? Schätzen Sie Ihr Risiko ein. Wie groß ist die Gefahr, durch einen Brand einen größeren oder gar ruinösen Schaden zu erleiden? Im historischen Holzhaus wird die Antwort anders ausfallen als in einem neuzeitlichen Betonbunker. Wie groß ist die Gefahr von Einbruch und Vandalismus? In der Großstadt sind diese Kriterien sicher völlig anders zu bewerten als in einem Dorf.

Manchmal ist es sinnvoll und kostengünstiger, mehrere Risiken durch eine Versicherung abzudecken. Beispiel Betriebsunterbrechungsversicherung: Sie ersetzt im Schadensfall – egal aus welchem Grund er eintritt – die laufenden Betriebsausgaben wie Miete, Gehälter und den Verdienstausfall des Arztes. Ein weiterer Vorteil gegenüber einer reinen Verdienstaufallversicherung ist nach Meinung einiger Experten die steuerliche Abzugsfähigkeit als Betriebsausgabe.

In der folgenden Checkliste finden Sie auch einige freie Felder, denn möglicherweise verfügen Sie über Versicherungen, die hier nicht aufgeführt sind. Tragen Sie sie hier ein und machen Sie sich kritische Gedanken über Sinn oder Unsinn dieser Verträge.

Checkliste: Notwendigkeit von Versicherungen

	Jährliche Kosten	muß	oft sinnvoll	über- denken	über- flüssig
ambulante Behandlungskosten					meist
Ärzteversorgung		ja			
Berufshaftpflicht		ja			
Berufshaftpflicht für Mitarbeiter		ja			
Berufsunfähigkeitsversicherung				Risiko?	
Elektronikversicherung				Wert?	
Forderungsausfallversicherung					Risiko?
Freiwillige Unfallversicherung			günstig!		
Glasbruchversicherung					Risiko?
Hausratsversicherung				Risiko?	
Kapitallebensversicherung			Kommt darauf an		
KFZ-Haftpflichtversicherung		ja			
KFZ-Insassenversicherung					Sinn?
KFZ-Teilkasko-Versicherung				Rabatt?	
KFZ-Vollkasko-Versicherung			Risiko?		
Krankenhaustagegeldversicherung				Sinn?	
Krankenversicherung mit Selbstbehalt		ja			
Krankenversicherung voll				Risiko?	
Praxis-/Betriebsunterbrechungsvers.			Ja?!?		
Praxisinventarversicherung				Risiko?	
Private Unfallversicherung / Invalidität				Risiko?	
Privathaftpflicht*		ja			
Rechtschutzversicherung				Risiko?	
Regreßversicherung					Risiko?
Reisegepäckversicherung					Risiko?
Rentenversicherung			Abstimmung mit Steuerberater		
Risikolebensversicherung			Familie!		
Schwachstromversicherung				Risiko?	
Verdienstausfallversicherung			anders?		

* Privathaftpflicht eventuell überflüssig, wenn Bestandteil der Berufshaftpflicht.

Tip: Zum Schluß des Kapitels noch ein kostensparender, geldwerter Ratschlag, auch wenn er sehr banal klingt: Zahlen Sie Ihre notwendigen Versicherungen möglichst jährlich. Egal ob Kfz-Haftpflicht- oder Lebensversicherung – fast alle Unternehmen sind bereit, Ihnen einige Prozentpunkte Bonus zu gewähren, wenn sie eher mit Ihrem Geld arbeiten können. In der Regel erhalten Sie mit dieser Vorauszahlung eine wesentlich bessere Rendite, als wenn Sie das Geld selbst angelegt hätten. Nicht zu vergessen ist auch ein kostensparender Begleiteffekt: Eine jährliche Zahlung spart im Vergleich zur monatlichen Zahlungsweise elf Buchungen und die entsprechenden Kontogebühren.

3.14 Wartungskosten

Wartungskosten entstehen dann, wenn ein technisches Gerät in der Praxis ausfällt, nicht mehr ausreichend funktioniert oder durch eine Pflegewartung davor geschützt werden soll.

3.14.1 Wartungsprotokoll

(S) Im Falle einer Reparatur ist man normalerweise in erster Linie froh, daß das Gerät wieder läuft. Nicht selten wird dann versäumt, genau festzuhalten, wie lange die Reparatur gedauert hat und welche Ersatzteile wirklich ausgetauscht worden sind. Kommt dann die (häufig erschreckend hohe) Rechnung ins Haus, kann man sich meist nicht mehr exakt erinnern. Deswegen sollten Sie bei jeder Reparatur und Wartung ein kleines Protokoll anfertigen bzw. von den Helferinnen anfertigen lassen, in dem die wesentlichen Faktoren des Vorganges festgehalten werden:

- der Name des Technikers

- die Ankunfts- und Abfahrtszeit

- eine kurze Beschreibung, was gemacht wurde
  (soweit das nachvollziehbar ist)

- unproduktive Zeiten des Technikers
  (Telefonate, Besorgung von Werkzeugen)

- eine Liste der Teile, die ausgetauscht wurden

Diskutieren Sie mit dem Techniker darüber, ob anstelle eines teuren Austausches gegebenenfalls auch eine Reparatur vor Ort möglich ist. Warum müssen Sie - wenn die Garantiezeit für das Gerät bereits abgelaufen ist - noch Listenpreise bezahlen, obwohl der aktuelle Marktpreis ein anderer ist? Gibt es vielleicht die Möglichkeit ein gebrauchtes Ersatzteil einzubauen? Gibt es dieses Teil vielleicht auch von einem anderen Spezialanbieter? Auch hier liegen enorme Sparpotentiale.

(TIP) Ausgetauschte Teile sollten Sie, wenn eben möglich, nicht dem Techniker mitgeben. Für den Fall, daß Sie Zweifel an der Notwendigkeit des Austausches bekommen (es ist schon vorgekommen, das Teile ausgetauscht wurden, die einwandfrei funktionierten), haben Sie bei späteren Reklamationen größere Aussicht auf Erfolg, wenn Sie das „Beweisstück" vorlegen können.

Prüfen Sie unbedingt, ob für das Gerät oder Geräteteil nicht noch eine Garantie besteht, bevor Sie den Techniker bezahlen. Die gesetzliche Mindestgarantie beträgt zur Zeit auch auf ausgetauschte Teile 6 Monate. Eventuell haben Sie mit dem Kauf auch einen längeren Wartungsvertrag abgeschlossen. Im EDV-Bereich sind inzwischen 36 Monate nicht mehr unüblich. Stellen Sie auch fest, ob Ihr Lieferant nicht eine längere Wartungszeit von seinem Vorlieferanten eingeräumt bekommt, als er an Sie weitergibt. Bei vielen Markenfirmen sind inzwischen 12 Monate das Minimum und 24 Monate üblich.

3.14.2 Wartungsverträge prüfen

Es ist sicherlich schwierig, Wartungs- und Reparaturarbeiten qualitativ zu beurteilen, da hier technische Detailkenntnisse und Erfahrung erforderlich sind. Aber mangelhafte Wartung verursacht gegebenenfalls Folgeschäden, zusätzliche Schäden oder lange Ausfallzeiten. Stellen Sie also fest, wie oft in welchem Zeitraum Reparaturarbeiten angefallen sind, und ziehen Sie bei auffälligen Häufungen Konsequenzen.

Gerade in den letzten Jahren ist es sehr beliebt geworden, zu nahezu jedem technischen Gerät gleich einen passenden Wartungsvertrag anzubieten. Unter dem Motto „Erzeuge Unsicherheit und biete Sicherheit an", wird häufig sogar ein teurer Vollwartungsvertrag angeboten, in dem selbst grob fahrlässig verursachte Schäden abgedeckt sind.

Ein derart großzügiger Service muß sicher nicht in jedem Fall sein. Sie sollten immer nach preisgünstigen Alternativen fragen. Für fast jede Gerätekonfiguration lassen sich individuelle Service-Lösungen finden, die auf Ihre Anforderungen abgestimmt sind und entsprechend weniger Kosten verursachen.

Wie bei allen Versicherungen – und letztendlich ist ein Fullservice-Vertrag nichts anderes – muß man sehr selbstkritisch ans Werk gehen. Es gibt sicherlich Wartungsverträge, die ein so hohes wirtschaftliches Risiko absichern sollen, daß eine volle Risikoabdeckung sinnvoll ist. Meistens wird man darauf allerdings verzichten können. In der Regel wird, wenn ein fester Wartungsvertrag überhaupt sinnvoll erscheint, eine Risikoabdeckung nur über einen bestimmen Selbstbeteiligungsbetrag hinaus die wirtschaftlichere Alternative sein.

Letztendlich dürfte Ihr persönliches Risikoprofil den Ausschlag geben. Bleiben Sie dabei immer kritisch. Vorformulierte Wartungsverträge haben den Anschein „endgültig" und ausgefeilt zu sein, aber zu wessen Nutzen ist das so? Gerade hier gilt es, Details zu prüfen, notfalls neu zu verhandeln und dann zu ergänzen. Wer nicht prüft und fragt, den bestraft der Wartungslieferant.

3.14.3 Wartungsintervalle

Mit einer gut funktionierenden und die Intervalle genau einhaltenden Wartung können Folgeschäden und damit Folgekosten vermieden werden. Haben Sie aus diesem Grund einen Pflegevertrag abgeschlossen, damit ein ständiges, einwandfreies Funktionieren des Systems weitestgehend sichergestellt ist, sollten Sie auch überprüfen, ob das eingetroffen ist. Ist das System trotz Wartungsvertrag häufig ausgefallen, sollten Sie mit dem Anbieter der Wartung über eine Preisreduzierung sprechen.

Kontrollieren sollten Sie auch, ob die Wartungsintervalle eingehalten worden sind. Tragen Sie diese Termine in den Praxisplaner ein und reklamieren Sie bei Versäumnissen sofort.

4. Was tun bei Zahlungsschwierigkeiten?

Sollte die Situation in einer Praxis so verfahren sein, daß auch die besten Sparmaßnahmen die Zahlungsschwierigkeiten nicht mehr verhindern können, bedeutet das noch lange nicht das finanzielle Ende oder das gesellschaftliche Aus für alle Zeiten. Es ist unter den momentan äußerst schwierigen Bedingungen nichts ehrenrühriges, ein Unternehmen nicht zum geplanten Erfolg geführt zu haben, schon gar nicht, wenn es darum geht, eine Arztpraxis innerhalb einer angemessenen Zeit in die schwarzen Zahlen zu führen.

4.1 Prioritäten setzen

Handeln Sie auch in einem finanziellen Notfall nicht unüberlegt sondern setzen Sie Prioritäten, um dieser schwierigen Situation gerecht zu werden.

Zunächst einmal sollten Sie versuchen, den Überblick zu behalten oder ihn sich neu zu verschaffen:

– Bei wem haben Sie welche Schulden?

– Wie sehen die laufenden Zahlungen und Verpflichtungen aus?

– Wieviel Geld kommt regelmäßig herein?

Sobald Sie einen Überblick gewonnen haben, müssen Sie einen klaren Plan aufstellen, wie Sie mit Ihren (zu) knappen Mitteln über die Runden kommen. Sie müssen z.B. eine Prioritätenliste erstellen, aus der hervorgeht, welche Zahlungen die wichtigsten sind und welchen Verpflichtungen Sie als erstes nachkommen müssen.

Andernfalls kann es passieren, daß Sie zwar alle Kredite, Leasingraten und Steuern bezahlt haben, Ihre Euroscheckkarte und Barauszahlungen aber gesperrt sind.

Sperren Sie in einer prekären Finanzsituation zunächst einmal sämtliche Einzugsermächtigungen, damit Ihr unzureichend gefülltes Konto nicht auch noch zum Selbstbedienungsladen wird.

Danach teilen Sie Ihre künftigen Zahlungen nach der Bedeutung ein.

Als erstes müssen Sie und Ihre Familie leben. Zur Kategorie 1 gehört deshalb eine sparsame, aber ausreichende Summe für die Basis-Lebenshaltung (Essen, Trinken, Haushalt). Wohnen müssen Sie auch, die private Miete bzw. die Hypothekenraten sowie die Wohnnebenkosten kommen deshalb an zweiter Stelle. Wobei natürlich vorausgesetzt wird, daß diese Zahlungsverpflichtungen (z.B. Tilgungsraten) schon auf das Minimum reduziert wurden.

Die nächsten Positionen auf der Liste sind die nicht überlebensnotwendigen Ausgaben im privaten Bereich: das private Telefon, die Krankenversicherung, private Haftpflicht und Berufshaftpflicht, die Krankentagegeldversicherung, sowie weitere Ausgaben für die Lebenshaltung wie Kleidung, Urlaub, Ausgehen.

Danach folgt dann gleich der Mindestbeitrag für die Ärzteversorgung.

Damit Ihre Kinder nicht zu sehr unter der finanziellen Misere leiden, sollten auch Beiträge für Sportverein, Musikschule und ähnliches möglichst hoch auf der Liste eingetragen werden.

Auch Ihre Lebensqualität sollte nicht noch weiter absinken, als es durch die zeitaufwendige, anstrengende, aber finanziell nicht besonders erfolgreiche Arbeit ohnehin schon geschehen ist. Ein entsprechender Betrag für Ihre wichtigsten Hobbys sollte also eingeplant werden.

TIP Als nächstes muß es darum gehen, den Praxisbetrieb aufrecht zu erhalten. Das Praxistelefon darf nicht abgeschaltet werden. Gebühren und Kosten für die Telefonanlage (Anlagenmiete) müssen also auf jeden Fall bezahlt werden. Auch der Praxis-Pkw (Kredit, Steuer, Versicherung, Reparaturen) gehört auf die Liste, außer Sie machen keine Hausbesuche damit. Die Bezahlung der Basiskosten des Praxisbetriebes wie Sprechstundenbedarf, Laborkosten usw. sollte ebenfalls sichergestellt werden.

Bleibt noch Geld übrig, sollten als nächstes die Privatkredite bedient werden, für die die Ehefrau mithaftet. Auch eine eventuell vorhandene Direktlebensversicherung für die Ehefrau sollte möglichst frühzeitig bedient werden, damit keine weiteren Finanzschäden entstehen.

Nun will auch Vater Staat sein Geld haben, unabhängig davon, ob Sie zahlen können oder nicht. Um unnötigen Ärger zu vermeiden, sollten Sie daher die laufenden Basiszahlungen wie Lohn- und Kirchensteuer für das Personal ebenso zügig zahlen, wie die Krankenkassenbeiträge für das Personal.

Einer der wichtigsten Partner in dieser Situation ist Ihr Steuerberater. Verhindern Sie, daß er sein Engagement reduziert. Planen Sie seine Honorare also eher früher als später ein.

Auch die Nettogehälter Ihrer Helferinnen sollten eingeplant werden, denn der Praxisbetrieb sollte möglichst unbelastet von den finanziellen Schwierigkeiten weiter laufen. Nur wenn Sie Familienangehörige auf der Lohnliste haben, können Sie diese zunächst streichen. Die notwendigsten Lebenshaltungskosten hatten Sie bereits eingeplant und Steuerspareffekte sollten in dieser Situation nicht unbedingt Priorität genießen.

Auch wenn Sie die Mietzahlungen für die Praxis in der Regel ein wenig strecken können, spätestens jetzt müssen Sie den größten Teil dafür einplanen. Gleiches gilt für die Betriebskosten der Praxis wie Strom, Gas, Wasser und die Instandhaltung der Praxisgeräte.

Ist das alles sichergestellt, können Sie mit dem verbleibenden Rest Ihrer Finanzkraft anfangen, Ihre Kreditverpflichtungen aus der Praxis zu bedienen. Berücksichtigen Sie als erstes eine eventuell vorhandene Kapital-Lebensversicherung für Praxiskredite, als nächstes eine Risikolebensversicherung mit der die Praxiskredite abgesichert sind.

Anschließend sollten die Zinsen für Überziehungen des Praxiskontos ausgeglichen werden, damit sie nicht ins uferlose steigen

Leasingraten für Praxisgeräte sollten als nächstes an der Reihe sein, bevor Sie anfangen, die Zinsen aus den Praxiskrediten zu bedienen.

Haben Sie Unterhaltszahlungen zu leisten, kommt es sicher darauf an, wer von einer Kündigung betroffen wäre. Geht es Ihnen finanziell schlecht, sollte Ihre geschiedene Ehefrau aber nicht weiter im Luxus schwelgen müssen. Sofern noch Geld vorhanden ist, kann sie nun einen Teil davon abbekommen.

Auf das Finanzamt entfallen nun weitere Beträge für die Einkommensteuer, bevor aus dem Rest die Tilgung der Praxiskredite vorgenommen wird.

Sollte dann immer noch finanzielle Manövriermasse vorhanden sein, kann an die Zukunft gedacht werden. Sie sollten weitere Beiträge, die über den Mindestbeitrag hinausgehen, in die Ärzteversorgung einbezahlen. Auch Beiträge für eine vorhandene Berufsunfähigkeitsversicherung sollten nun weiter gezahlt werden.

Zumindest all dies sollte erledigt sein, bevor Zahlungen für Luxusgüter getätigt werden. Der Kredit bzw. die Leasingrate für den nicht unbedingt notwendigen Zweitwagen können ebenso ans Ende der Prioritätenliste gesetzt werden, wie die Steuern und Versicherungen dafür.

Auch Bausparverträge, die nicht schon in bestehende Kreditplanungen eingebunden oder als Sicherheiten hinterlegt worden sind, können getrost ans Ende der Zahlungsverpflichtungen eingeordnet werden. Gleiches gilt für freie Lebensversicherungen, Belastungen aus vermieteten Immobilien, Belastungen aus Zweitwohnung und Wochenendhaus, sowie die fixen Kosten für Hobbys (Boot, Pferde etc.).

Prioritätenliste bei finanziellen Engpässen

	Lebenshaltung: Essen, Trinken, Haushalt
	private Miete/Hypothekenraten
	Wohn-/Nebenkosten
	Telefon privat
	Krankentagegeldversicherung
	Krankenversicherung
	private Haftpflicht und Berufshaftpflicht
	Lebenshaltung (Kleidung, Urlaub, Ausgehen)
	Mindestbeitrag Ärzteversorgung
	Freizeit: Sportverein, Musikschule, Hobbys
	Praxistelefon (inkl. Anlagenmiete)
	Praxis-Pkw (Kredit, Steuer, Versicherung, Reparaturen)
	Sprechstundenbedarf, Laborkosten
	Privatkredite, für welche die Ehefrau mithaftet
	Direktlebensversicherung Ehefrau
	Finanzamt (Lohn-, Kirchensteuer Personal)
	Krankenkasse (Personal)
	Steuerberater
	Nettogehälter Personal (ohne Familie)
	Praxismiete
	Praxis: Strom, Gas, Wasser
	Instandhaltung Praxisgeräte
	Kapital-Lebensversicherung für Praxiskredite

Prioritätenliste bei finanziellen Engpässen (Fortsetzung)

	Risikolebensversicherung für Praxiskredite
	Zinsen Dispositionskredit/Praxiskonto
	Leasing Praxisgeräte
	Zinsen Praxiskredite
	Unterhaltszahlungen
	Finanzamt (Einkommensteuer)
	Tilgung Praxiskredite
	Ärzteversorgung, Zahlungen über Mindestbeitrag
	Berufsunfähigkeitsversicherung
	Kredit/Leasingrate Steuer/Versicherung Zweitwagen
	freie Bausparverträge etc.
	freie Lebensversicherungen
	Belastungen aus vermieteten Immobilien
	Belastungen Zweitwohnung/Wochenendhaus
	Fixkosten teurer Hobbys (Boot, Pferde, etc.)
	...
	...
	...
	...
	...
	...
	...

4.2 Sprechen Sie mit den Gläubigern

Wenn Sie solche Prioritäten setzen, werden Sie natürlich auch mit denen reden müssen, die nicht oben auf der Liste stehen. Doch gerade der Vergleich mit Gläubigern kann dazu führen, daß diese die Schulden stunden oder gar auf einen Teil der Zahlung verzichten, und schafft so manchmal genügend Luft, um das Ruder im letzten Moment doch noch herum zu reißen.

Bieten Sie bei massiven Zahlungsschwierigkeiten den Gläubigern von sich aus einen Kompromiß an. Es hat Fälle gegeben, da gaben sich Unternehmen schon mit 50, 20 oder gar nur 10% der verlangten Summe zufrieden, nach dem Motto: „Lieber einen Spatz in der Hand als die Taube auf dem Dach". Oft hatten die Gläubiger an der Praxis ohnehin schon genug verdient. Gerade die etwas windigeren Finanzierungsunternehmen wissen außerdem, daß die Gerichte heute nicht selten sehr verbraucherfreundlich urteilen, selbst wenn die Knebelverträge eigentlich wasserdicht sind. ◇TIP◇

Auch mit seriösen Banken kann man häufig erfolgreich reden. Auf bis zu 50% der Rückzahlungen wurde in Einzelfällen verzichtet, wenn dadurch eine reelle Chance bestand, die Praxis zu retten.

Bevor ein Gläubiger seinen Anspruch Ihnen gegenüber an einen Dritten überträgt, zum Beispiel einem Inkassobüro für 5-10% der Forderungssumme, sollten Sie besser selber aktiv werden und ein entsprechendes Angebot offerieren.

Auch wenn Sie bei dieser Vorgehensweise manchen Gang nach Canossa antreten müssen, es kann sich lohnen. Denn scheitert ein Vergleich, dann kann das „Schmoren im Schuldturm" sehr lange dauern.

Erst ab Januar 1999 wird eine neue Insolvenzordnung gültig, die auch Freiberuflern eventuell bessere Möglichkeit läßt, sich von erdrückenden Schulden zu befreien. Der dort angestrebten Restschuldbefreiung sind aber umfangreiche Verpflichtungen und Obliegenheiten vorgeschaltet, z.B. eine sieben Jahre andauernde Wohlverhaltensphase. Da den Gläubigern weiterhin ein umfassendes Handlungspotential zugestanden wird, werden sich dem Schuldner nach wie vor im außergerichtlichen Vergleich die besten Erfolgsaussichten auf wirtschaftliche Sanierung bieten.

4.3 Was passiert bei einem Konkurs

Können Sie sich nicht im Vorfeld einigen und bestehen die Gläubiger auf ihren Forderungen, dauert es meist nicht lange bis zum ersten Vollstreckungsbescheid. Der Gerichtsvollzieher wird dann alles, was nicht niet- und nagelfest ist, beschlagnahmen und das kleine Dienstsiegel, das verharmlosend „Kuckuck" genannt wird, auf Möbel, Praxisinventar und was sonst noch in den Augen des Vollstreckungsbeamten einen verwertbaren Gegenstand darstellt, kleben.

Lösen Sie diese Gegenstände innerhalb einer kurzen Frist nicht aus, indem Sie die Schulden bezahlen, werden die Sachen öffentlich versteigert. Da die Versteigerung erfahrungsgemäß nur einen kleinen Teil des Wertes einbringt, sind Sie zwar Ihre Sachen los, die Schulden aber noch lange nicht.

Leider ist die Prozedur damit auch noch nicht beendet. Die Gläubiger werden behaupten, daß Sie über weiteren Besitz verfügen und einen Offenbarungseid von Ihnen verlangen. Mit dieser eidesstattlichen Versicherung müssen Sie alles angegeben was sich in Ihrem Besitz befindet, d. h. wirklich alles bis auf das sprichwörtliche „letzte Hemd". Falls Sie keine Gütertrennung vereinbart haben, betrifft das auch den Besitz Ihrer Ehefrau.

Kommt es dann zu einem Konkursantrag Ihrer Gläubiger, bedeutet das für Ihre Praxis das endgültige Aus. Sie laufen dann sogar Gefahr, daß Sie wegen betrügerischer Konkursverschleppung angeklagt werden, weil Sie den Konkursantrag nicht rechtzeitig von sich aus gestellt haben.

Wird in der gerichtlichen Prüfung keine Vergleichsfähigkeit festgestellt und das Konkursverfahren eröffnet, werden Sie keinerlei Zahlungen mehr erhalten können. Selbst die gesamte Praxispost wird nicht bei Ihnen, sondern beim eingesetzten Konkursverwalter landen, wenn zusätzlich eine Postsperre verhängt wird.

Alle Schulden bzw. Forderungen, die in die Konkurstabelle aufgenommen werden, bleiben nun bis zu 30 Jahre lang bestehen.

Handeln Sie also rechtzeitig, auch wenn es unangenehm ist, denn je früher Sie Ihre Situation überblicken und die richtigen Entscheidungen treffen, um so größer ist die Chance, mit einem blauen Auge davon zu kommen.

Anhang I

Tabellen zur Kostenstrukturanalyse

Tabelle 1

Allgemeinmediziner	Ø 1996
KV-Einnahmen	84,4 %
Privatpatienten	12,6 %
Sonstige Einnahmen	3,0 %
Summe Praxiseinnahmen	**100,0 %**
Personalkosten	23,5 %
Raumkosten	6,8 %
Laborkosten / Material	2,6 %
Beiträge / Versicherungen	1,2 %
Kfz	2,5 %
AfA	7,4 %
GWG	0,5 %
Zinsen	5,0 %
Leasingkosten	0,2 %
Allgemeine / sonstige Kosten	8,0 %
Summe Praxisausgaben	**57,7 %**
Praxisüberschuß	**42,3 %**

Quelle: Deutsche Apotheker- und Ärztebank e.G., 1998

Tabelle 2

Augenärzte	Ø 1996
KV-Einnahmen	67,2 %
Privatpatienten	29,8 %
Sonstige Einnahmen	3,0 %
Summe Praxiseinnahmen	**100,0 %**
Personalkosten	23,1 %
Raumkosten	6,8 %
Laborkosten / Material	3,6 %
Beiträge / Versicherungen	1,1 %
Kfz	1,7 %
AfA	8,7 %
GWG	0,4 %
Zinsen	5,3 %
Leasingkosten	0,3 %
Allgemeine / sonstige Kosten	8,1 %
Summe Praxisausgaben	**59,1 %**
Praxisüberschuß	**40,9 %**

Quelle: Deutsche Apotheker- und Ärztebank e.G., 1998

Tabelle 3

Chirurgen	Ø 1996
KV-Einnahmen	71,5 %
Privatpatienten	20,6 %
Sonstige Einnahmen	7,9 %
Summe Praxiseinnahmen	**100,0 %**
Personalkosten	26,3 %
Raumkosten	8,4 %
Laborkosten / Material	3,7 %
Beiträge / Versicherungen	1,1 %
Kfz	1,6 %
AfA	10,5 %
GWG	0,6 %
Zinsen	4,9 %
Leasingkosten	0,3 %
Allgemeine / sonstige Kosten	8,3 %
Summe Praxisausgaben	**65,7 %**
Praxisüberschuß	**34,3 %**

Quelle: Deutsche Apotheker- und Ärztebank e.G., 1998

Tabelle 4

Gynäkologen	Ø 1996
KV-Einnahmen	77,8 %
Privatpatienten	20,6 %
Sonstige Einnahmen	1,6 %
Summe Praxiseinnahmen	**100,0 %**
Personalkosten	22,9 %
Raumkosten	7,5 %
Laborkosten / Material	2,9 %
Beiträge / Versicherungen	1,4 %
Kfz	1,8 %
AfA	8,4 %
GWG	0,4 %
Zinsen	5,8 %
Leasingkosten	0,2 %
Allgemeine / sonstige Kosten	8,5 %
Summe Praxisausgaben	**59,8 %**
Praxisüberschuß	**40,2%**

Quelle: Deutsche Apotheker- und Ärztebank e.G., 1998

Tabelle 5

Hautärzte	Ø 1996
KV-Einnahmen	73,2 %
Privatpatienten	24,4 %
Sonstige Einnahmen	2,4 %
Summe Praxiseinnahmen	**100,0 %**
Personalkosten	25,1 %
Raumkosten	7,6 %
Laborkosten / Material	3,6 %
Beiträge / Versicherungen	1,1 %
Kfz	1,8 %
AfA	6,7 %
GWG	0,4 %
Zinsen	5,0 %
Leasingkosten	0,0 %
Allgemeine / sonstige Kosten	7,6 %
Summe Praxisausgaben	**58,9 %**
Praxisüberschuß	**41,1 %**

Quelle: Deutsche Apotheker- und Ärztebank e.G., 1998

Tabelle 6

HNO-Ärzte	Ø 1996
KV-Einnahmen	74,7 %
Privatpatienten	22,9 %
Sonstige Einnahmen	2,4 %
Summe Praxiseinnahmen	**100,0 %**
Personalkosten	23,4 %
Raumkosten	6,6 %
Laborkosten / Material	1,3 %
Beiträge / Versicherungen	1,0 %
Kfz	1,6 %
AfA	9,2 %
GWG	0,6 %
Zinsen	5,0 %
Leasingkosten	0,1 %
Allgemeine / sonstige Kosten	7,3 %
Summe Praxisausgaben	**56,1 %**
Praxisüberschuß	**43,9 %**

Quelle: Deutsche Apotheker- und Ärztebank e.G., 1998

Tabelle 7

Internisten	Ø 1996
KV-Einnahmen	79,8 %
Privatpatienten	17,8 %
Sonstige Einnahmen	2,4 %
Summe Praxiseinnahmen	**100,0 %**
Personalkosten	24,7 %
Raumkosten	7,2 %
Laborkosten / Material	3,7 %
Beiträge / Versicherungen	1,2 %
Kfz	1,8 %
AfA	8,6 %
GWG	0,5 %
Zinsen	5,3 %
Leasingkosten	0,2 %
Allgemeine / sonstige Kosten	8,4 %
Summe Praxisausgaben	**61,6 %**
Praxisüberschuß	**38,4 %**

Quelle: Deutsche Apotheker- und Ärztebank e.G., 1998

Tabelle 8

Kinderärzte	Ø 1996
KV-Einnahmen	79,6 %
Privatpatienten	15,6 %
Sonstige Einnahmen	4,6 %
Summe Praxiseinnahmen	**100,0 %**
Personalkosten	25,6 %
Raumkosten	6,8 %
Laborkosten / Material	2,0 %
Beiträge / Versicherungen	1,1 %
Kfz	1,9 %
AfA	6,2 %
GWG	0,3 %
Zinsen	4,4 %
Leasingkosten	0,1 %
Allgemeine / sonstige Kosten	7,6 %
Summe Praxisausgaben	**56,0 %**
Praxisüberschuß	**44,0 %**

Quelle: Deutsche Apotheker- und Ärztebank e.G., 1998

Tabelle 9

Neurologen	Ø 1996
KV-Einnahmen	79,1 %
Privatpatienten	16,5 %
Sonstige Einnahmen	4,4 %
Summe Praxiseinnahmen	**100,0 %**
Personalkosten	21,9 %
Raumkosten	7,0 %
Laborkosten / Material	1,2 %
Beiträge / Versicherungen	1,1 %
Kfz	1,7 %
AfA	5,5 %
GWG	0,4 %
Zinsen	4,6 %
Leasingkosten	0,1 %
Allgemeine / sonstige Kosten	8,3 %
Summe Praxisausgaben	**51,8 %**
Praxisüberschuß	**48,2 %**

Quelle: Deutsche Apotheker- und Ärztebank e.G., 1998

Tabelle 10

Orthopäden	∅ 1996
KV-Einnahmen	72,4 %
Privatpatienten	23,9 %
Sonstige Einnahmen	3,7 %
Summe Praxiseinnahmen	**100,0 %**
Personalkosten	26,2 %
Raumkosten	7,7 %
Laborkosten / Material	3,3 %
Beiträge / Versicherungen	1,1 %
Kfz	1,4 %
AfA	7,6 %
GWG	0,4 %
Zinsen	5,0 %
Leasingkosten	0,2 %
Allgemeine / sonstige Kosten	7,7 %
Summe Praxisausgaben	**60,6 %**
Praxisüberschuß	**39,4 %**

Quelle: Deutsche Apotheker- und Ärztebank e.G., 1998

Tabelle 11

Radiologen	Ø 1996
KV-Einnahmen	85,0 %
Privatpatienten	14,7 %
Sonstige Einnahmen	0,3 %
Summe Praxiseinnahmen	**100,0 %**
Personalkosten	25,0 %
Raumkosten	8,3 %
Laborkosten / Material	9,4 %
Beiträge / Versicherungen	0,9 %
Kfz	0,8 %
AfA	16,9 %
GWG	0,3 %
Zinsen	6,7 %
Leasingkosten	0,1 %
Allgemeine / sonstige Kosten	12,8 %
Summe Praxisausgaben	**81,2 %**
Praxisüberschuß	**18,8 %**

Quelle: Deutsche Apotheker- und Ärztebank e.G., 1998

Tabelle 12

Urologen	Ø 1996
KV-Einnahmen	78,2 %
Privatpatienten	19,9 %
Sonstige Einnahmen	1,9 %
Summe Praxiseinnahmen	**100,0 %**
Personalkosten	21,7 %
Raumkosten	8,5 %
Laborkosten / Material	5,1 %
Beiträge / Versicherungen	1,3 %
Kfz	2,0 %
AfA	9,4 %
GWG	0,6 %
Zinsen	5,7 %
Leasingkosten	0,3 %
Allgemeine / sonstige Kosten	8,8 %
Summe Praxisausgaben	**63,4 %**
Praxisüberschuß	**36,6 %**

Quelle: Deutsche Apotheker- und Ärztebank e.G., 1998

Tabelle 13

Zahnärzte	Ø 1996
KV-Einnahmen	59,4 %
Privatpatienten + Patientenzuzahlungen	38,4 %
Sonstige Einnahmen	2,2 %
Summe Praxiseinnahmen	**100,0 %**
Personalkosten	18,7 %
Raumkosten	4,4 %
Fremdleistungen M + L	28,5 %
Laborkosten / Material	2,0 %
Beiträge / Versicherungen	0,8 %
Kfz	1,1 %
AfA	6,9 %
GWG	0,2 %
Zinsen	4,4 %
Leasingkosten	0,1 %
Allgemeine / sonstige Kosten	5,7 %
Summe Praxisausgaben	**72,8 %**
Praxisüberschuß	**27,2 %**

Quelle: Deutsche Apotheker- und Ärztebank e.G., 1998

Tabelle 14

Kiefernorthopäden	Ø 1996
KV-Einnahmen	71,7 %
Privatpatienten	27,4 %
Sonstige Einnahmen	0,9 %
Summe Praxiseinnahmen	**100,0 %**
Personalkosten	23,8 %
Raumkosten	4,5 %
Laborkosten / Material	7,9 %
Beiträge / Versicherungen	0,7 %
Kfz	0,9 %
AfA	6,9 %
GWG	0,2 %
Zinsen	3,6 %
Leasingkosten	0,0 %
Allgemeine / sonstige Kosten	5,9 %
Summe Praxisausgaben	**54,4 %**
Praxisüberschuß	**45,6 %**

Quelle: Deutsche Apotheker- und Ärztebank e.G., 1998

Anhang II

Verzeichnis der Checklisten

Verzeichnis der Checklisten

Kapitel 1

Berechnungshilfe Break-Even-Point 30
GROB-Unternehmensplanung 30
Soll-Ist-Vergleich 30

Kapitel 2

Praxiseinnahmen 33
Praxiseinnahmen und -ausgaben 48
Patientenzahl und deren Entwicklung 50
Interner Soll-Ist-Vergleich 53
Praxisvergleich 55
Privatausgaben I (Wohnung/Haus) 62
Privatausgaben II (Versicherungen) 63
Privatausgaben III (Transport) 63
Privatausgaben IV (Haushalt) 64
Privatausgaben V (Diverses) 64

Kapitel 3

Einsparpotential 67
Zusammenarbeit mit Beratern 81
Steuerberater 85
Investitions-Check-up 95
Kleine Sparmöglichkeiten 98
Vergleich von privatärztlichen Abrechnungsunternehmen 102
Ermittlung der Schreibkosten 105

Störfall (EDV) 121
Vergleich von Telefondiensten / Call-by-Call 138
Beurteilungsbogen für Helferinnen zur Beurteilung der Ärzte .. 162
Betriebsklima 163
Beurteilungsbogen für Ärzte zur Beurteilung der Helferinnen .. 166
Terminplaner 193
Versicherungsverträge 198
Notwendigkeit von Versicherungen 202
Prioritätenliste bei finanziellen Engpässen 211

Stichwortverzeichnis

Abfindung 175
Abrechnungsvorfinanzierung 103
Abschlagszahlung 32, 33
Abschreibung 37, 38, 40, 44, 123, 124, 127f, 131, 183, 185f
Adreß-CDs 140
Alterspyramide 14f
Angebotseinholung 90
Angehörige 167-169, 186, 208, 209, 210, 214
Ansparabschreibung 185f
Autorität 159, 160

Beduftung 76f
Beleuchtung 73-76, 174
Berater 70, 81-86, 106-108, 111, 196f
Berechnungshilfen 30
Beschaffungskartei 88, 91, 92
Beschaffungskosten 66
Beschallung 78
Bestellung, Mustertext 93
Betriebsklima 156, 163, 169
Betriebsunterbrechungs- versicherung 196, 201, 202
Beurteilungsbogen 162, 166
BWA 31, 33f, 35-48, 51, 52, 54, 85

Call-by-Call 136, 137, 138

Delegieren 88, 158, 162
Drei-Konten-Modell 184

EDV 24, 49, 103, 109-122, 132, 142, 179, 187
EDV-Reinigung 117f
EDV-Störungen 119-122
EDV-Zubehör 116f

Einmalzahlung 173
Einnahmen, Übersicht 32, 33, 38, 39, 40, 51, 53
Einrichtung 43, 70-80, 187
Einrichtungsberater 70
Einsparpotential 42, 67-69, 149, 204
E-Mail 142
Energiesparlampen 75
Erfolgsprämie 173f

Farbgebung 71f
FAX 141f
Fibu-Kontennummern 35, 42-48
Frühwarnsystem 25, 31
Führungsstil 156-166

Gebührentabelle (Steuerberater) 84
Geräte 94, 123, 128, 180, 185, 187, 204f, 209
Geräuschkulisse 78
Gründungszeitraum 186
Gruppenversicherung 196

Helferinnen 58, 87, 89, 104, 106, 132, 137, 143, 149-175, 180, 188, 204, 209
HVM 20, 24, 49, 106

Ideenbuch 164
IGEL-Katalog 24, 20
Informationswand 80
Insolvenzordnung 213
Inventarversicherung 201
Investitions-Check-up 95
Investitionsrentabilität 94

Job-sharing 172

237

Konkurs 214f
Kontenrahmen 35, 85
Kontogliederung 43
Kontokorrentkonto 61, 125
Kontokorrentkredit 25, 125
Kooperation 59, 147, 176-181
Krankenversicherung 200, 202, 208, 211
Kredit 103, 124, 154, 184f, 208, 209, 210
Kreditanstalt für Wiederaufbau 124f

Laufzettel 133-35
Leasing 48, 51, 54, 125-131, 209
Lebensversicherung 61, 199f, 202, 203, 209, 210
Liquidität 26, 27, 32, 33, 103, 123, 125, 128, 167, 185
Lohnquote 16, 17

Miete 127, 128, 136, 145-148

Nebenkosten 146f
Niederlassungswelle 18

Ordner 98

Papier 97, 98
Patientenstruktur 50
Personaleinsatzplan 170f
Personalkosten 37, 38, 40, 43, 47, 48, 51, 53, 54, 58, 65, 66, 67, 95, 149, 151f
Porto 47, 97, 141, 143f,
Praxisdaten 31
Praxiskonferenz 164, 165
Praxisnetze 147, 176-181
Preisagenturen 96
Prioritätenliste 208-212

Privatentnahme 31, 44f, 61-64
Punktwertverfall 13, 20, 21, 29, 61
PVS 100-104, 172

Quartalswerte 29

Raumklima 72
Raumkosten 37, 38, 40, 44, 47, 48, 51, 53, 54, 58, 65, 66, 67, 146f
Risikoanalyse 197

Sachverständige 106-108
Schadenfreiheitsrabatt 197
Scheinzahl 30, 43
Schreibbüros 104f
Schwangerschaft 169f
Spenden 64, 187
Spitzensteuersatz 183
Sprechanlage 132
Sprechstundenzeiten 191f
Stellenanzeigen 153f
Steuerberater 29, 35, 41, 43, 50, 51, 83-86, 107, 123, 124, 126, 143, 147, 168, 169f, 200, 209
Stillegungsprämie 22,
SuSa 42-49
Systemwechsel 113-116

Teilzeitkräfte 156, 164, 167, 172, 180
Telefonanlage 132, 135, 180, 208
Telefontarife 135-138
Telefonverhalten 139
Terminplaner 192-194
Terminplanung 188-194
Tilgung 27, 124, 199f, 208, 210

Umsatzsteigerung 23f
Umschuldungsmaßnahmen 124
Unfallversicherung 200, 202

Vergleichswerte 36, 40, 41, 51, 53,
   54f, 85, 86, 147, 151f
Versandhandel 94
Versicherungen 27, 37, 44, 47, 51,
   63, 128, 131, 179, 195-203
Versicherungsvertragsgesetz 199

Wartezimmer 80, 145, 188
Wartungsprotokoll 204
Wartungsverträge 205f

Zeugnissprache 155
Zinskonditionen 26
Zusatzkredite 26
Zuschüsse 154, 169f, 187
Zuzahlungen 17